人民健康·名家科普丛书

风湿免疫科常见疾病
防与治

总主编 王 俊 王建六

主 编 李 春

副主编 周云杉

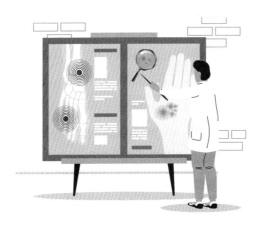

科学技术文献出版社
SCIENTIFIC AND TECHNICAL DOCUMENTATION PRESS
·北京·

图书在版编目（CIP）数据

风湿免疫科常见疾病防与治 / 李春主编. —北京：科学技术文献出版社，2024. 6
（人民健康·名家科普丛书 / 王俊，王建六总主编）
ISBN 978-7-5235-0802-2

Ⅰ.①风… Ⅱ.①李… Ⅲ.①风湿性疾病—免疫性疾病—防治 Ⅳ.① R593.21

中国国家版本馆 CIP 数据核字（2023）第 186532 号

风湿免疫科常见疾病防与治

策划编辑：孔荣华 王黛君 责任编辑：吕海茹 责任校对：张吲哚 责任出版：张志平

出 版 者	科学技术文献出版社
地 址	北京市复兴路15号 邮编 100038
编 务 部	（010）58882938，58882087（传真）
发 行 部	（010）58882905，58882868（传真）
邮 购 部	（010）58882873
官 方 网 址	www.stdp.com.cn
发 行 者	科学技术文献出版社发行 全国各地新华书店经销
印 刷 者	北京地大彩印有限公司
版 次	2024年6月第1版 2024年6月第1次印刷
开 本	880×1230 1/32
字 数	112千
印 张	6
书 号	ISBN 978-7-5235-0802-2
定 价	49.80元

编　委　会

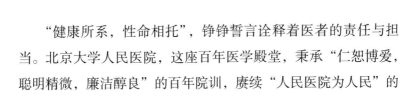

丛书序

"健康所系，性命相托"，铮铮誓言诠释着医者的责任与担当。北京大学人民医院，这座百年医学殿堂，秉承"仁恕博爱，聪明精微，廉洁醇良"的百年院训，赓续"人民医院为人民"的使命，敬佑生命，守护健康。

人民健康是社会文明进步的基础，是民族昌盛和国家富强的重要标志，也是广大人民群众的共同追求。党中央把保障人民健康放在优先发展的战略位置，注重传播健康文明生活方式，建立健全健康教育体系，提升全民健康素养。北京大学人民医院勇担"国家队"使命，以守护人民健康为己任，以患者需求为导向，充分发挥优质医疗资源的优势，实现了全员时时、处处健康宣教，以病友会、义诊、讲座多渠道送健康；进社区、进乡村、进企业、进学校、上高原，足迹遍布医联体单位、合作院区，发挥了"国家队"引领作用；打造健康科普全媒体传播平台，将高品质健康科普知识传递到千家万户，推进提升了国民健康素养。

在建院105周年之际，北京大学人民医院与科学技术文献出版社合作，25个重点学科、200余名资深专家通力打造医学科普丛书"人民健康·名家科普"。丛书以大数据筛查百姓常见健康问题为基准，结合北京大学人民医院优势学科及医疗特色，传递科学、精准、高水平医学科普知识，提高公众健康素养和健康文化水平。北京大学人民医院通过"互联网＋健康科普"形式，构建"北大人民"健康科普资源库和健康科普专家库，为实现全方位、全周期保障人民健康奠定并夯实基础；为实现"两个一百年"奋斗目标、实现中华民族伟大复兴贡献"人民"力量！

王俊　王建六

从 2009 年，我还是研究生的时候，就开始了我的风湿病科普之旅。从参加病友会，到撰写科普文章，我和很多风湿病患者成为了好朋友。十余年时间，我本以为公众对风湿病的认识应该已经达到了比较高的水平，但是在平时的临床诊治中，仍然可以看到一些病友的误诊、误治现象，不但耽误了疾病的最佳治疗时机，还造成了经济负担。

很多人以为风湿病就是简单的腰腿痛，甚至很多人分不清风湿和类风湿。风湿病是以骨、关节、肌肉及关节周围软组织病变为主的一大类疾病，病因复杂，病程漫长，症状多样，变化多端。风湿病在我国发病率高，在中国有超过 1/6 的人患有风湿病。

风湿免疫科疾病包括类风湿关节炎、强直性脊柱炎、骨关节炎、痛风、系统性红斑狼疮、抗磷脂综合征及干燥综合征等超过100 种疾病。

风湿病学作为一门独立的学科在国际上已有上百年的历史，而我国风湿病学在内科学中却是最年轻的一个专业学科。风湿免疫科是一个新学科，也是医学界的疑难病学科。它要求医生既要精通本专科业务，又要钻研各专科学问；既要掌握本学科诊疗思维，又要具有风湿免疫病的诊治能力。因而，该科是一个视野开阔、富有挑战性、有发展前景和潜力的学科。

长期以来，全国各地设立风湿免疫科的医院很少，风湿免疫科医生的数量远远不能满足社会的需求。许多风湿病和自身免疫病的患者得不到正规的治疗。因此，我们希望有这样一本科普书籍，能够解答大多数患者在日常诊疗过程中的疑虑，避免患者为了一些小问题多次往返于家和医院之间。

本书的作者都是相关领域的知名学者，他们在风湿病和自身免疫病治疗中积累了丰富的经验，系统地纵览了大量的医学刊物和书籍，并且根据自己多年的临床经验，有选择、有比较地吸收各家的学术思想和临床经验。本书对各类常见风湿病和自身免疫病的确诊方法、治疗方法及常见疑惑做了系统性的总结，是适合风湿免疫科临床工作者及广大患者阅读的实用参考书籍。

希望本书的出版，能促进我国风湿病和自身免疫病治疗的发展，广大患者能得到更为专业的指导并提高对相关疾病的防治和识别能力，在治疗的道路上少走弯路。同时，希望借此书加强社会各界对风湿病和自身免疫病的重视，早日攻克这个医学界的难题。

●●●●

第二章

系统性红斑狼疮

● ● ●

第三章

● ● ●

第四章

强直性脊柱炎 ······················· **83**

• • •

第五章
IgG4 相关性疾病 ································· 107

● ● ●

第六章

● ● ●

第七章

●●●
第八章

● ● ● ●

第十一章

●●●

第十二章

白塞病 ⸺⸺⸺⸺⸺⸺⸺⸺⸺⸺⸺⸺⸺⸺ 159

▶▶▶ 第一章

类风湿关节炎

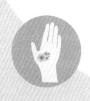

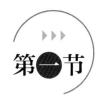

第一节

快速了解类风湿关节炎

Q: 什么是类风湿关节炎?

类风湿关节炎（rheumatoid arthritis，RA）是一种以慢性、进行性、破坏性、关节炎性病变为主的全身性自身免疫性疾病，主要表现为对称性多关节炎，以双手、腕、肘、踝和足关节的疼痛、肿胀及晨僵为特征。患者可出现发热、贫血、皮下结节、血管炎、心包炎、肺损害及淋巴结肿大等关节外表现，血清中可查到类风湿因子、抗核周因子、角蛋白抗体及抗环瓜氨酸多肽抗体等多种自身抗体。未经正确治疗的 RA 可迁延多年，最终导致关节畸形及功能丧失。

Q: 类风湿关节炎症状有哪些?

类风湿关节炎典型的关节表现包括疼痛、压痛、肿胀，且往往是最早出现的症状，累及多个关节，以小关节为主，往往呈对称性的关节疼痛及肿胀，双手指关节和腕关节的疼痛及肿胀更有代表性。

晨僵是类风湿关节炎又一突出表现，晨僵是指患者清晨出现关节部位的发紧和僵硬感，这种感觉在活动后可明显改善。晨僵是许多关节炎的表现之一，但在类风湿关节炎患者中最为突出，可持续半小时到 1 小时以上。

晚期类风湿关节炎患者可出现骨质疏松、关节破坏和畸形，而且发生率随病程延长而上升。

此外，类风湿关节炎还可以引起多种关节外损害，主要包括：①类风湿结节，多见于肘部、膝部、枕部、骶部及跟腱附近经常受压或摩擦部位的皮下，质韧如橡皮，无触痛；②血管炎表现；③淋巴结病，表现为淋巴结肿大，浅表及深部淋巴结均可受累；④血液系统损害如正细胞低色素性贫血、血小板增多及费尔蒂综合征所致的白细胞减少；⑤呼吸系统受累，表现为胸膜炎、肺类风湿结节、肺间质纤维化、间质性肺炎、肺泡炎及肺血管病变等；⑥眼部受累如巩膜炎、角膜炎；⑦循环系统受累时可出现心包炎、心内膜炎及心肌炎。

Q: 类风湿血管炎有什么表现?

类风湿血管炎的临床表现取决于所波及的血管和器官，以皮肤和周围神经受累最常见，其次是眼部和心脏，肠道、肺、肾和中枢神经系统的情况非常罕见。其具体表现如下。

（1）全身症状，如发热、体重减轻、乏力等。

（2）皮肤症状，如皮肤溃疡、下肢紫癜、甲周梗死、网状青斑、指（趾）端坏疽、非特异性斑丘疹、结节性红斑等。

（3）周围神经系统症状，如麻木、刺痛、灼热感等感觉异常，运动功能障碍。

（4）眼部症状，可表现为眼红、视力下降、眼部疼痛、畏光等。

（5）心脏异常表现如出现心慌、心悸、胸痛、胸闷等。

（6）其他表现包括：①累及肺部可见咳嗽、胸闷、咯血；②累及胃肠道可见腹痛、恶心、呕吐、腹泻、出血；③累及脑脊髓可见癫痫发作、头痛、视觉异常、横贯性感觉和运动异常等；④累及肾脏可有尿检异常，严重者出现水肿、少尿等；⑤累及主动脉可有背部及腹部疼痛。

Q: 类风湿因子是什么？

类风湿因子是针对血清中免疫球蛋白 IgG 分子的一种自身抗体。作为一种抗体，它可以有不同的类型，平时常说的类风湿因子是指 IgM 类风湿因子。它在 50% ~ 70% 的类风湿关节炎患者血中可以被检测出阳性，是诊断类风湿关节炎的重要检查项目之一。但类风湿因子除见于类风湿关节炎患者之外，还可见于 5% 的正常老年人及下列其他多种疾病患者，如自身免疫性疾病（干燥综合征、混合性结缔组织病、系统性硬化症等）；感染性疾病（肝炎、结核、细菌性心内膜炎等）；肿瘤等。

Q: 类风湿关节炎的病因是什么？

类风湿关节炎发病是多种因素导致的结果，多因素包括遗传、感染、环境等。遗传因素提供了发病的易感背景，其中 *HLA-DR4* 和 *DR1* 的某些特定亚型是最主要的类风湿关节炎易感基因。在此基础上，感染因素，如 EB 病毒、巨细胞病毒，口腔、肠道、扁桃体和尿道的细菌等，都可能参与类风湿关节炎自身免疫反应的活化，从而致病。在这一过程中，吸烟、雌激素、二氧化硅和粉尘吸入等均可能参与发病。

Q: 患类风湿关节炎的人有多少?

类风湿关节炎的发病率为0.01%～0.05%，患病率在0.28%～0.44%，估计全国类风湿关节炎患者人数为500万人。

Q: 潮湿、阴冷是不是比较容易引起类风湿关节炎?

关节炎患者在潮湿阴冷及天气变化时可能出现周身的酸痛和关节疼痛，还有很多患者错误地把"风湿""类风湿"混淆，认为"受风""潮湿"是导致类风湿关节炎发病的原因，这是不正确的。类风湿关节炎的主要致病机制是自身免疫功能的紊乱，而非"受风""潮湿"。

Q: 关节痛、怕风、怕湿，为什么不是类风湿关节炎?

风湿病是一组侵犯关节、骨骼、肌肉、血管及有关软组织或结缔组织为主的疾病，其中多数为自身免疫性疾病。其涉及全身各个系统，包括运动系统、心血管系统、呼吸系统、消化系统和泌尿系统等。风湿病种类繁多，多为慢性疾病，风湿病的症状也很多，常见症状包括关节肿痛、肌肉疼痛、乏力、口眼干燥、雷诺现象、红斑皮疹等，有些症状在遇冷后会加重。单纯怕风、怕冷不是风湿病的特异性表现，也不是类风湿关节炎的特有表现。类风湿关节炎与怕风和怕湿没有关系，也不会因此导致类风湿关节炎。

Q: 痛风和类风湿关节炎有关系吗?

痛风和类风湿关节炎是完全不同的两种疾病。痛风的发病基础是高尿酸血症，当血尿酸浓度过高时可能析出，在关节、肾脏等部位形成结晶，引起急性关节炎、肾结石等，称为痛风。类风湿关节炎是遗传、感染、环境等因素共同作用导致的以致残性关节炎为主要表现的全身性自身免疫性疾病。

Q: 骨关节炎是不是类风湿关节炎?

骨关节炎和类风湿关节炎也是两种不同疾病。

骨关节炎过去也称为退行性骨关节炎、骨关节病等。该病以关节软骨进行性破坏消失、关节软骨下骨质过度增生为特点，主要表现为负重关节疼痛、僵硬、肥大及活动受限，是中老年最常见的一种风湿性疾病，病因可能与遗传、性别、创伤、关节软骨营养代谢异常或重体力职业、超重等有关。骨关节炎不是类风湿关节炎。

Q: 滑膜炎是不是类风湿关节炎?

滑膜炎泛指滑膜组织的炎症病变。类风湿关节炎的主要关节病理表现为滑膜炎，但并非所有滑膜炎都是类风湿关节炎。其他病因如自身免疫疾病、感染、创伤等所致的关节炎，均可表现为滑膜炎。

Q: 风湿性关节炎和类风湿关节炎一样吗?

"风湿性关节炎""类风湿关节炎"是完全不同的两个概念。"风湿性关节炎"这一名称是否存在是有争议的，目前已经不再使用这一名词。通常所说的"风湿性关节炎"是指 A 族乙型溶血性链球菌感染后的关节炎，是风湿热的关节表现。

Q: 风湿性关节炎会不会转成类风湿关节炎?

风湿性关节炎和类风湿关节炎是发病机制和临床表现均不同的两种疾病，两者之间不会互相转化。风湿性关节炎与人体溶血性链球菌感染相关，以大关节受累更为常见，表现为对称性、游走性疼痛，并伴有红、肿、热的炎症表现。急性期过后不遗留关节变形。

Q: 类风湿关节炎是否与感染有关?

类风湿关节炎的发病机制复杂，遗传、环境、免疫和其他因素都会影响疾病的发生和发展。目前认为感染、环境因素可与遗传因素相互作用，在出现临床症状前就可能引起类风湿关节炎的自身免疫反应而参与发病。

Q: 类风湿关节炎引起的心脏病就是风湿性心脏病吗?

类风湿关节炎某些情况下可以引起心包炎和心肌炎等，但比较少见，这类患者发生冠状动脉疾病的风险较一般人群高。风湿性心脏病不是由类风湿关节炎引起的，它与溶血性链球菌感染相关，常表现为心脏瓣膜疾病，如二尖瓣和主动脉瓣的狭窄和关闭不全。

Q: 风湿性多肌痛和类风湿关节炎有什么不同?

风湿性多肌痛与类风湿关节炎是不同的两种疾病。风湿性多肌痛多发于 50 岁以上的患者，女性多见，主要表现为肩部、骨盆及颈部疼痛和晨僵，关节受累为非侵蚀性，血清阴性，症状较轻、局限。而类风湿关节炎通常表现为累及手足小关节的对称性多关节炎，病变持续存在，类风湿因子及抗 CCP 抗体检测呈阳性，为侵蚀性关节炎。

第二节

类风湿关节炎的诊断

Q: 类风湿关节炎怎么诊断?

类风湿关节炎的诊断需依靠临床症状、化验检查和影像学检查等进行综合判断。常用的诊断标准包括 1987 年美国风湿病学会（ACR）制定的类风湿关节炎分类标准、2010 年 ACR 和欧洲抗风湿病联盟联合推出的早期类风湿关节炎分类标准和 2012 年国内学者提出的早期类风湿关节炎分类标准。

存在以下 3 种或 3 种以上情况时就应考虑类风湿关节炎：①至少 3 个以上部位的关节炎，②手腕或手指关节至少 1 处关节炎，③晨僵持续 30 分钟以上，④抗 CCP 抗体或类风湿因子阳性。

有时类风湿关节炎的早期表现不典型，如出现关节肿胀及疼痛时，应及时到风湿免疫科就诊以鉴别诊断。

Q: 怎么区别类风湿关节炎和其他症状类似疾病?

类风湿关节炎主要的临床症状为多关节肿胀、疼痛，严重时可有关节畸形。较为有特征性的临床表现有以小关节病变为主，双侧对称；半小时或 1 小时以上的晨僵；典型的关节畸形，如天鹅颈、纽扣花、关节向尺侧偏斜等体征；炎性指标如 ESR、CRP

升高；类风湿因子、抗 CCP 抗体等疾病相关自身抗体阳性。

最常需要去鉴别的疾病：①骨关节炎，这是一种退行性病变，由年龄增长、创伤、劳累等多种因素所致，以负重关节（如双膝关节、远端指间关节、脊柱等）病变为主；②银屑病关节炎，以银屑病病史或典型银屑病皮疹为鉴别要点；③反应性关节炎，在感染后 1 ~ 2 周甚至 1 个月出现，单侧，以大关节症状为主，如膝、踝关节肿痛；④其他风湿免疫病，比如系统性红斑狼疮、干燥综合征等多种疾病，可从关节外其他临床症状及血清学表现上做进一步区分。

Q: 类风湿关节炎需检查什么指标？

类风湿关节炎的检查包括：①自身抗体：类风湿因子、抗 CCP 抗体等，是类风湿关节炎的重要诊断依据；②炎症指标，血沉、C 反应蛋白等，是判断疾病活动度的重要指标；③常规检查，血常规、肝肾功能等，主要目的是及时发现合并症及药物不良反应；影像学检查，必要时行关节 X 线、关节超声或磁共振成像检查明确关节受累情况，辅助诊断和病情评估，有时可能还需要检查胸部 CT 等了解关节外表现及其他病症情况。

第三节

类风湿关节炎的治疗

Q: 类风湿关节炎怎么治疗？

类风湿关节炎的治疗需注意规范化，应强调达标治疗，也就是尽可能达到病情缓解。研究证明，类风湿关节炎在发病后 3 个月即有可能出现骨质破坏。因此，对每一位患者，都应尽早给予抗风湿药治疗，以控制病情的发展。改善病情的抗风湿药包括传统的慢作用抗风湿药，如甲氨蝶呤、来氟米特等；也包括生物制剂，如 TNF 抑制剂、白介素 –6 抑制剂等，以及靶向小分子药，如 JAK 抑制剂等；植物药，如雷公藤等也可用于一些患者的治疗。

部分患者单药治疗效果不好的，还可能需要两种或两种以上抗风湿药物联合应用。在抗风湿药起效前，部分患者可能需要应用非甾体抗炎药或者小剂量糖皮质激素治疗，改善关节症状，这些药在病情控制后会逐渐减量和停用。

除了药物治疗外，还需要关注患者的生活指导和功能锻炼，尽可能改善患者关节功能。随着对类风湿关节炎认识的提高和及时、规范地治疗，越来越多的患者避免了因关节功能严重受损而进行的手术。

Q: 类风湿关节炎的最佳治疗方法是什么?

类风湿关节炎没有绝对的最佳治疗方案,每位患者的最佳治疗方案都不相同,需要强调治疗方案的个体化。因为每位患者的病情轻重不一,其年龄及伴随疾病,以及对药物的反应、耐受性等均不相同,选择疗效好而又无明显不良反应的个体化治疗方案是控制病情、改善类风湿关节炎预后的根本所在。

Q: 类风湿关节炎患者吃中成药能治好吗?

类风湿关节炎的治疗应以改善病情的抗风湿药为主。一些植物药有一定抗风湿作用,也可用于类风湿关节炎的联合治疗,如雷公藤多甙、昆仙胶囊、白芍总甙等。

Q: 严重类风湿关节炎怎么治疗?

对于严重类风湿关节炎,更应该强调规范地进行抗风湿药治疗。对单个传统抗风湿药效果不好的患者,应在充分评估病情和药物安全性的基础上,积极给予生物/靶向抗风湿药联合治疗,必要时也可以考虑短期小剂量糖皮质激素治疗,尽可能使患者早期达到病情缓解,减少关节致残。

Q: 手指的关节很痛,怎么才能止痛?

关节肿痛是炎症的表现,代表类风湿关节炎的病情活动,可以通过服用止痛药物减轻这些关节症状。但要想让关节肿痛消失,最终还是需要抗风湿药物的治疗,充分控制病情,消除免疫炎症。

Q: 治疗类风湿关节炎的药物有哪些?

治疗类风湿关节炎的药物包括以下 4 种。

（1）抗风湿药：这类药可以控制病情发展、防止畸形发生、改善关节功能，有"治本"作用。目前常用的抗风湿药包括传统的慢作用抗风湿药，如甲氨蝶呤、柳氮磺吡啶、来氟米特、羟氯喹等；也包括生物制剂，如 TNF 抑制剂（依那西普、阿达木单抗等）、白介素 –6 抑制剂（托珠单抗等），以及靶向小分子药，如 JAK 抑制剂（托法替布、巴瑞替尼、乌帕替尼等）；植物药，如雷公藤多甙等也可用于部分患者的治疗。

（2）非甾体抗炎药：这类药物主要用于缓解症状，即所谓"治标"药物。一般在治疗初期抗风湿药还未起效的阶段联合应用此药。

（3）小剂量糖皮质激素：口服或者关节腔、肌肉注射糖皮质激素治疗，同样可用于治疗初期或疾病复发时，具有较好控制症状的作用。但该类药应尽量小剂量短期应用，尽快停用。

（4）外用药：可以用于关节痛时的辅助治疗，帮助减轻关节症状。

Q: 类风湿关节炎患者手部变形怎么办?

对于类风湿关节炎患者，应该尽早积极治疗，尽可能地减少关节变形的发生，保护关节的功能。对于已经延误诊治导致手部变形的患者，是不是就不用治疗了呢？不是的。类风湿关节炎的治疗"多晚都不算晚"，只要仍有关节肿痛或变形进展，就应该积极进行药物治疗，这样才可能避免关节因为变形加重而影响工作与生活。对于手部变形严重影响日常生活自理的患者，可以咨询外科医生，一部分患者可以考虑手术治疗改善部分关节功能。

Q: 治疗类风湿关节炎什么药的不良反应比较小？

类风湿关节炎是一种免疫性疾病，其治疗药物的不良反应各不相同，医生会根据病情，选择合适的药物，并通过适当的监测，尽量减少药物不良反应的损害。

Q: 类风湿关节炎急性发作时可以运动和热敷吗？

类风湿关节炎急性发作时应减少剧烈活动。对疼痛肿胀的关节，在遵医嘱复查、调整治疗的基础上，可采取热敷缓解症状。

Q: 类风湿关节炎没有症状了，可以停药吗？

类风湿关节炎患者在病情控制后 3 个月内可逐步在医生的指导下减停糖皮质激素类药物，保留改善病情的抗风湿药，如病情仍长期稳定，可以在医生指导下尝试药物减量，但需严密监测，谨防复发。鉴于类风湿关节炎是一种慢性疾病，不建议完全停药。

Q: 治疗类风湿关节炎能用糖皮质激素吗?

糖皮质激素类药物对类风湿关节炎的炎症控制有着较好的作用,在疾病活动度较高时可应用糖皮质激素使病情较快得到控制,但需在医生指导下严格把握使用剂量并及时增减药物剂量。

第四节

有关类风湿关节炎的常见疑惑

Q: 类风湿关节炎可以治好吗?

类风湿关节炎是一种慢性免疫性疾病,可造成关节及内脏的损伤。目前对于类风湿关节炎尚无根治性手段,但基于近年来的医学发展,类风湿关节炎的治疗手段和理念不断进步,通过及时、规范的药物治疗可较好地控制症状,尽量延缓或避免造成身体不可逆的损害。

Q: 得了类风湿关节炎会有什么后果?

目前类风湿关节炎的药物治疗可较好地控制症状,尽量延缓或避免造成身体不可逆的严重损害。但如延误诊治或不规范治疗,类风湿关节炎一方面可造成关节畸形、活动受限;另一方面可能造成肺、心血管或肾脏等的损害,因此早期、规范诊治十分重要。

Q: 类风湿关节炎会导致瘫痪吗?

类风湿关节炎如病情控制不好,可能导致关节畸形、活动受限,如果影响膝关节等负重的大关节,可能影响走路。因此,早期、规范诊治对防止关节症状进展十分重要。

Q: 类风湿关节炎患者能生育吗?

在病情控制稳定的情况下,类风湿关节炎患者可以生育。建议备孕前咨询风湿免疫科医生,进行病情评估,并制订适合备孕和孕期使用的治疗方案。

Q: 类风湿关节炎患者怀孕会有什么风险?

类风湿关节炎患者怀孕期间,由于体内激素的变化,可能造成类风湿关节炎病情的波动或进展。此外,某些治疗药物可能对胎儿有一定影响。因此,建议备孕前咨询风湿免疫科医生,进行系统地病情评估。医生会根据病情,减停对胎儿影响较大的药物,并调整为相对影响小的药物,调整治疗一段时间后,在病情持续稳定的基础上可以考虑怀孕。

Q: 类风湿关节炎会有后遗症吗?

类风湿关节炎如果不接受规范化治疗,可能造成关节永久的畸形,关节活动会受到限制,影响美观和日常生活。此外,部分患者可能伴随肺、心血管等的损害。随着近些年类风湿关节炎治疗理念和药物的发展,接受规范化治疗可以大大减少关节畸形和内脏损害等的发生。

Q: 家人得了类风湿关节炎,自己要不要去查一下?

目前认为,如果直系亲属患有类风湿关节炎,那么本人患病的概率会有所升高;但类风湿关节炎的发病与吸烟、环境等因素也相关,不代表一定会发病。建议本人密切关注自己的关节症状，如有关节疼痛、肿胀或晨僵等症状，或体检中发现类风湿因子升高等情况，建议到医院进行检查。

Q: "泡脚 3 个月类风湿关节炎自愈了"，是真的吗?

类风湿关节炎是一种慢性免疫性疾病，目前尚无根治性手段。泡脚、理疗等方法可能在一定程度上缓解关节疼痛的症状，但并不能改善体内免疫系统的紊乱。

Q: 治疗类风湿关节炎，有偏方吗?

目前对于类风湿关节炎尚无根治性的治疗手段，但经过规范治疗可充分缓解疼痛症状，避免或减缓关节变形及内脏损伤。建议患者到正规医院就诊，不要轻信流传的"偏方""秘方"。

第五节

类风湿关节炎生活调养

Q: 类风湿关节炎怎么预防?

类风湿关节炎是多因素导致的自身免疫性疾病,目前还缺乏十分有效的预防手段。不过,目前已经发现,*HLA* 易感基因的存在、抗瓜氨酸化蛋白 / 多肽抗体的产生、吸烟等环境因素、菌群紊乱等,都与类风湿关节炎发病密切相关。随着对该病发病机制认识的不断深入,新的发病风险因素还可能被发现。尽早识别这些危险因素并进行干预,密切监测病情变化,在发病初期尽早抑制疾病进展,是目前主要的防治策略。

Q: 类风湿关节炎患者吃什么比较好?

目前对类风湿关节炎患者饮食的研究较少,有研究认为食谱中富含单不饱和脂肪酸的"地中海饮食法"、减少谷蛋白摄入的"无麸质饮食法"等可能对类风湿关节炎控制有一定作用,但仍缺乏足够的证据。

Q: 类风湿关节炎能不能食疗?

目前饮食疗法对类风湿关节炎的治疗效果仍缺乏足够的证

据，饮食疗法可能在调节肠道菌群等方面对类风湿关节炎控制有一定作用；但其作用可能较弱，仍不能作为类风湿关节炎治疗的首选依据。

Q: 得了类风湿关节炎能吃肥肉吗?

类风湿关节炎患者应尽量避免进食过多肥肉等油腻食物。统计研究表明，类风湿关节炎患者患心血管疾病的风险相对较高，减少肥肉等油腻食物摄入可相对降低心血管疾病发病风险。

Q: 多维元素片能治好类风湿关节炎吗?

目前尚无证据证明多维元素片能治好类风湿关节炎。如类风湿关节炎患者需补充维生素，建议根据膳食习惯和生活习惯等，在医生指导下补充。

Q: 红参泡酒能治疗类风湿关节炎吗?

目前尚无证据证明红参泡酒能治疗类风湿关节炎。目前类风湿关节炎虽不能被完全根治，但经过规范治疗可充分缓解疼痛症状，避免或减缓关节变形及内脏损伤，建议到正规医院就诊。

Q: 类风湿关节炎患者怎么锻炼?

功能锻炼是指通过肢体运动来预防某些损伤性疾病、促进肢体功能恢复的一种方法。类风湿关节炎患者在接受药物规范治疗的同时，运动锻炼可以改善患者关节活动度，预防畸形。其中手腕部功能锻炼在早期可以减少晨僵时间、缓解疼痛、提高手腕功能、延缓手腕关节畸形。适当的体力活动和锻炼有助于提高患者肌力，维护关节功能，延缓病情进展。

（1）运动原则

急性期：急性期关节肿胀及疼痛明显，以卧床休息为主，限制受累关节活动，保持关节功能位；病情允许情况下，可以做一些主动和被动的运动，防止未受累关节发生僵硬和变形。

缓解期：缓解期应尽早开始功能锻炼，包括手腕、肩、肘、膝等关节功能锻炼。

注意事项：运动量不宜过度，以次日感到轻度疲劳为宜，运动后 2 小时疼痛不能缓解或加重时，考虑运动量过大，可适当减少活动频次或活动时间。锻炼要循序渐进，长期坚持且规律。

（2）运动方式

1）手腕关节功能锻炼。

按摩热身：双手对掌搓热后，按摩病变手关节及周围组织，包括关节正面及侧面，每个关节 1 ~ 3 分钟。

伸张运动：以最大力量握拳到不能再紧为止，然后尽最大可能伸展开，重复做 5 分钟。

手关节运动：保证每个关节按其生理功能状态活动，主要是手指关节尽可能屈曲、伸展，重复做 5 分钟。

腕关节活动：腕关节正向、反向慢慢旋转各 5 圈。

2）手部肌肉力量训练：可准备方巾一块，平铺在桌面上，手、肘同时平放于桌面上，手腕置于方巾上，五指分开，用手指夹毛巾、抬起，尽可能维持，以此重复 3 ~ 5 分钟，以延缓肌肉萎缩，增强手部肌肉力量。

3）肩关节锻炼：双手分别置于两侧，两肩平衡、固定，进行肩关节向前、向后"绕圈"运动，分别重复 10 ～ 20 次。

4）肘关节锻炼：双肘关节尽可能做屈曲、伸直运动，重复10 ～ 20 次。

5）膝关节锻炼：采取坐位或平卧位，膝关节尽可能屈曲、伸直，伸直状态时做"勾脚尖、绷脚背"的重复动作，锻炼肌力。每天进行 2 ～ 3 次，每次重复进行 5 ～ 10 分钟。

6）有氧运动：为了提高心肺功能及总体健康水平，可进行如游泳、慢走、快步走、骑自行车、瑜伽、太极拳等运动。

功能锻炼是类风湿关节炎患者治疗中不可或缺的一部分，长期规律的锻炼可延缓病情进展，减少关节畸形的发生，增加肌肉力量，维持关节功能，长期有氧运动还可提升心肺功能，从而全面改善患者生活质量。

▶▶▶ 第二章

系统性
红斑狼疮

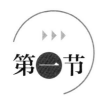

第一节

快速了解系统性红斑狼疮

Q: 系统性红斑狼疮是怎么回事?

系统性红斑狼疮是全身性自身免疫性疾病。"全身性"的含义是指狼疮可以造成全身多个器官系统的损害,轻者出现皮肤黏膜、肌肉关节受累,重者还会累及血液、泌尿、呼吸、心血管、消化、神经等多个系统。"自身免疫性疾病"的含义是指患者体内可以检测到多种自身抗体,自身抗体识别、攻击自身正常的组织器官,从而导致疾病的发生。自身免疫性疾病是良性疾病,不具有传染性,可治可控。

Q: 得了系统性红斑狼疮,患者寿命还有多久?

目前缺少系统性红斑狼疮患者寿命的确切数据,有数据提示系统性红斑狼疮患者的死亡率是一般人群的 2 ~ 5 倍。但是,近年来,随着系统性红斑狼疮诊疗水平的提高,系统性红斑狼疮患者的生存率已有了明显的提高。系统性红斑狼疮患者 5 年生存率从 20 世纪 50 年代的 50% 上升至 95% 以上,10 年生存率可达 90% 以上,20 年的生存率为 79.6%。

Q: 系统性红斑狼疮患者最长寿命是多少?

近年来,随着对系统性红斑狼疮发病机制的不断深入解析、分类诊断标准的进化(促进了早期诊断),加之新型治疗药物不断问世,大多数系统性红斑狼疮患者的病情可以得到完全控制,实现完全缓解,寿命可以和普通人群相近。

Q: 系统性红斑狼疮患者的普遍寿命是多少?

系统性红斑狼疮患者的病情严重程度不同,轻症及无严重内脏损害的患者,经过治疗后病情可以完全缓解,对患者寿命影响不大。重症内脏受累的患者初期主要死亡原因是活动性疾病(如中枢神经系统疾病和肾脏受累)或免疫抑制引起的感染,而晚期死亡的原因包括系统性红斑狼疮并发症(如终末期肾病),治疗引起的并发症和心血管疾病。

Q: "红斑"一般长在哪里?

红斑狼疮的红斑一般指的是患者出现的皮疹,其最特异性的皮肤损害为面部红斑,分布于患者面颊部(面颊和鼻梁,但不累及鼻唇沟)的红斑,也称为"蝶形红斑"或者"颊部红斑"。一些患者还可出现盘状红斑,分布在四肢、躯干、面部及头皮。患者还可能经常出现紫外线过敏等损害。

Q: 系统性红斑狼疮会传染吗?

系统性红斑狼疮是自身免疫性疾病,非病原体感染引起,不属于传染性疾病,因此不会传染。

Q: SLE 是什么？

SLE 是系统性红斑狼疮的英语缩写，其全称为 systemic lupus erythematosus。系统性红斑狼疮是一种累及全身多系统的自身免疫性疾病，患者可以出现多种自身抗体阳性，多数患者经过糖皮质激素和 / 或免疫抑制治疗后可以得到完全控制。

Q: 系统性红斑狼疮属于重大疾病吗？

系统性红斑狼疮是良性疾病，可治可控，近年来随着发病机制的深入研究、治疗理念的变革、新型药物的不断问世，系统性红斑狼疮整体预后不断改善。尽管目前仍然无法"根治"，但是绝大多数患者经过合理、个体化治疗后病情完全缓解，可以正常的工作生活。

Q: 系统性红斑狼疮的发病原因是什么？

系统性红斑狼疮是一种病因不明的全身性自身免疫性疾病。在遗传、环境（如紫外线）、感染、性激素等多种因素共同作用下，可导致疾病的发生。某些药物也可以诱发药物性狼疮。

Q: 宝宝为什么会得系统性红斑狼疮？

系统性红斑狼疮、干燥综合征的女性患者的自身抗体可以通过胎盘进入胎儿体内，导致极少的新生儿出生后表现为新生儿系统性红斑狼疮，新生儿系统性红斑狼疮主要表现为心脏损害和皮肤损害。心脏损害根据严重程度不同，恢复程度有所不同。皮肤损害多在 6 ~ 8 个月消退。除了新生儿系统性狼疮外，儿童期也可以新发系统性红斑狼疮，儿童系统性红斑狼疮和成人系统性红斑狼疮是相同的疾病，从病因、发病机制和实验室检查结果来看很相似，但是儿童系统性红斑狼疮的某些临床表现的发生频率和严重程度与成人系统性红斑狼疮有所不同。

Q: 系统性红斑狼疮比癌症可怕吗？

系统性红斑狼疮是慢性全身性自身免疫性疾病。病情活动期存在重要脏器损害者有一定的死亡率，但病情控制后或者绝大多数轻中度患者病情可以完全控制，只需维持治疗，保持疾病缓解，减少复发。从发病本质来看系统性红斑狼疮为良性疾病，预后好于癌症是显而易见的。

Q: 哪种人最容易得系统性红斑狼疮？

系统性红斑狼疮好发于青年育龄期女性，可能与雌激素在狼疮的易感性中发挥着重要作用有关。研究发现雌激素通过影响免疫应答、减少自身反应性 B 淋巴细胞的凋亡、刺激 I 型 IFN 通路等多维度影响免疫活性，可影响系统性红斑狼疮的发病。

Q: 怎么预防系统性红斑狼疮？

从系统性红斑狼疮的发病因素出发，可以归纳出来一些预防系统性红斑狼疮的措施：①保持良好的心态，维持心身平衡非常重要，精神、心理、神经免疫的交互作用不容忽视；②此外，注意防晒、减少感染性疾病的发生、尽量避免服用含有雌激素类的药物等对预防系统性红斑狼疮均有一定的作用。

Q: 烫发会导致系统性红斑狼疮吗？

烫发剂、染发剂的主要成分为氧化染料（苯胺类染料）、耦合剂（芳香胺类衍生物）和氧化剂（过氧化氢）等。烫发和染发的时候对头皮会有刺激，引发过敏性皮炎、接触性皮炎等。对于烫发剂和染发剂是否会诱发系统性狼疮，现在观点不一，总体上不建议病情不稳定的时候进行烫发、染发。

Q: 系统性红斑狼疮为什么叫狼疮？

系统性红斑狼疮特征性的表现为面部红斑。除此之外，还可以出现全身红色斑疹，血管炎严重时可以出现局部坏死、破溃、渗液。"狼疮"名字的由此得来，一种说法为皮疹像狼撕咬过的损害；另一种说法是患者的面部红斑像狼的面部花纹。

Q: 系统性红斑狼疮生存率高吗？

系统性红斑狼疮严重时可以累及血液、肾脏、肺部、心脏、神经等多系统，严重者可以危及生命。随着近年来治疗理念和治疗用药的革新，狼疮患者的预后极大改善，5年生存率在95%以上。

Q: 系统性红斑狼疮和干燥综合征患者的区别是什么？

系统性红斑狼疮和干燥综合征都是慢性全身性自身免疫性疾病，可以从以下几方面进行区别。

（1）临床表现：系统性红斑狼疮以育龄期女性多见，以多系统受累为主要表现，包括皮肤黏膜（皮疹、黏膜溃疡）、关节、肾脏、神经系统、血液体系、心血管系统等多系统受累。干燥综合征好发于中老年女性，以口干、眼干为主要表现，部分患者也可以出现血液、肺部、肝脏、肾脏等损害。

（2）实验室检查：系统性红斑狼疮除 ANA 阳性外，还可以出现抗 ds-DNA 抗体和抗 Sm 抗体阳性。而干燥综合征除 ANA 阳性外，主要以抗 SSA 抗体和 / 或抗 SSB 抗体阳性为主。

（3）治疗方案：系统性红斑狼疮根据病情的严重程度可以选择抗疟药、糖皮质激素和 / 或免疫抑制剂。早期干燥综合征以对症治疗为主，当出现系统损害时可以考虑加用糖皮质激素和 / 或免疫抑制剂。

需要注意的是，系统性红斑狼疮和干燥综合征可以同时存在，不建议患者自行区别两种疾病，建议就诊于风湿免疫科医生进行鉴别。

Q: 得了日光性皮炎就容易得系统性红斑狼疮吗？

当发生日光性皮炎时，需要及时就医排查有无引起"光敏感性皮肤病"的系统性疾病，如红斑狼疮、卟啉病等。系统性红斑狼疮有的会表现为日光性皮炎。

即使没有日光性皮炎的患者也需要在日常生活中注意防晒，

对紫外光谱敏感的光敏患者应使用防晒系数至少为 30 的广谱防晒剂（阻隔 UVA 和 UVB），还应该穿防晒衣、带宽沿帽子进行物理防晒。

Q: 系统性红斑狼疮与类风湿关节炎有什么联系？

类风湿关节炎是一种好发于中年女性、以关节肿痛为主要表现的慢性关节炎性疾病，严重者可以出现关节骨质破坏、畸形、致残。部分患者也可以出现肺部、血液、皮肤、神经等关节外损害。

系统性红斑狼疮好发于青年女性，尽管部分患者起病时有关节肿痛，但是几乎不会发生关节畸形。

类风湿关节炎和系统性红斑狼疮可以同时或者先后发病，这种患者被称为重叠综合征。

Q: 怎么区别湿疹和系统性红斑狼疮？

湿疹属于皮肤科的一种非感染性、炎症性疾病，病变仅仅累及皮肤，发病原因则主要与过敏反应有关，也与免疫功能异常及环境过于潮湿或干燥有关。系统性红斑狼疮则属于免疫系统的一种疾病，有可能累及到全身多个系统。

从皮疹的形态上看，湿疹的主要临床症状为多形性、对称性分布，瘙痒症状明显。系统性红斑狼疮的典型症状为位于颜面部的蝶形红斑，附着有皮屑，皮损形态单一。

Q: 急性红斑是系统性红斑狼疮吗？

急性红斑是由身体局部的真皮毛细血管充血导致的，不是系统性红斑狼疮。急性红斑一般分为两种。一种是如丹毒的感染性红斑，这种红斑局部的皮肤温度略升高。另一种是如鲜红斑痣的非炎症性红斑，这种红斑是由毛细血管数量增多导致，局部的皮肤温度不高。当出现急性红斑时，建议及时前往医院查明病因，在饮食上也要注意不吃过敏性食物。

第二节

系统性红斑狼疮的诊断

Q: 系统性红斑狼疮怎么诊断？

目前临床常用分类标准主要包括 1997 年美国风湿病协会（ACR）、2012 年系统性红斑狼疮国际临床协作组（SLICC）、2019 年 ACR 及欧洲风湿病学协会（EULAR）联合制定的标准。以上分类标准看似琐碎复杂，可综合为以下 2 个方面。

（1）临床表现：涉及患者皮肤黏膜改变如浆膜炎、关节炎、血液系统受累、肾脏受累及精神神经受累，存在相应临床症状。

（2）辅助检查：①补体水平，为 2012 年 SLICC 标准中新增，补体水平若下降可提示系统性红斑狼疮；②自身抗体，尤为抗核抗体（ANA）、抗双链 DNA 抗体及抗史密斯抗体，若以上抗体阳性，亦提示存在系统性红斑狼疮；③其他，如 Coombs 试验、抗磷脂抗体检查，皆可提示系统性红斑狼疮诊断；④肾脏活检亦较为重要，分期存在不同权重。综上所述，系统性红斑狼疮没有金标准，若出现相关的症状，一定要尽快到医院就诊明确。

Q: 怀疑得了系统性红斑狼疮要做哪些检查？

（1）体格检查：通过视诊、触诊等观察患者皮疹外观、性质、分布，初步评估患者的皮损情况。

（2）实验室检查。

1）血清学检查：尤其是系统受累者可出现血液系统异常，如血沉加快、贫血、白细胞减少等。

2）血常规检查：部分患者可能会出现白细胞、红细胞、血小板减少，可用于评估患者有无感染或贫血情况。

3）尿常规、24 小时尿蛋白定量：明确是否有相关脏器或者是系统的损害，如患者出现血尿、蛋白尿，则可能提示有肾脏的损害。

4）免疫学检查：一方面包括非特异性免疫的指标，如补体、免疫球蛋白等；另一方面主要是抗体检测，如抗核抗体（ANA）、抗 SSA 抗体、抗 SSB 抗体、抗双链 DNA、抗 Sm 抗体、抗磷脂抗体等。

（3）影像学检查：如超声、CT、磁共振成像、X 线等，用于发现各脏器损害，如超声可以发现心包积液等并发症，CT 可以发现对脑实质的损害情况等。

（4）病理检查：可明确诊断皮肤型红斑狼疮及狼疮肾脏损害的分类，指导治疗和预测疾病预后。

Q: 红斑狼疮的分型是什么？

根据发病部位不同，临床上把红斑狼疮分为皮肤型红斑狼疮和系统性红斑狼疮。

（1）皮肤型红斑狼疮：如果红斑狼疮只是局限在皮肤上，就属于皮肤型红斑狼疮，包括急性皮肤型红斑狼疮、亚急性皮肤型红斑狼疮及慢性皮肤型红斑狼疮。

（2）系统性红斑狼疮：这是青年女性比较高发的自身免疫性

结缔组织病，不但会影响皮肤黏膜，还会影响身体多个脏器和组织，如骨骼、肌肉、心脏、呼吸系统、肾脏、神经系统、血液系统、消化系统等。

Q: 系统性红斑狼疮早期皮疹的特点是什么？

系统性红斑狼疮早期最典型的皮疹是蝶形红斑，在颜面部呈对称性，但是也不一定完全是蝴蝶形，红斑看上去比较新鲜，可以有破溃，边界相对比较清楚，晒太阳后会加重。

Q: 红斑狼疮早期 10 个征兆是什么？

（1）关节疼痛，比如手关节、膝关节等处的疼痛，有的还伴有晨僵。

（2）口腔溃疡。

（3）脱发。

（4）面部蝶形红斑或盘状红斑。

（5）发热，可有高热。

（6）血液系统异常，如血小板减少、贫血、白细胞减少等。

（7）尿常规发现有白细胞和 / 或红细胞，身体无不适，一段时间后出现其他红斑狼疮症状，诊断为红斑狼疮。

（8）雷诺现象，双手遇冷变白变紫，开始诊断为雷诺综合征，一段时间后出现其他狼疮症状，诊断为红斑狼疮。

（9）还有的女性患者长期月经失调，在流产、生育后出现以上的某些情况也要注意排除红斑狼疮。

（10）可能没有任何的症状，但化验免疫抗体谱里相关的红斑狼疮指标阳性。

总而言之，早期的症状比较繁多复杂，需要多小心，仔细鉴别，早发现、早治疗。

Q: 系统性红斑狼疮症状有哪些？

系统性红斑狼疮的症状多种多样，具体如下。

（1）一般症状：疲乏无力、发热和体重下降。

（2）皮肤和黏膜症状：表现多种多样，大体可分为特异性和非特异性两类。①特异性皮损有蝶形红斑、盘状红斑。②非特异性皮损有光过敏、脱发、口腔溃疡、皮肤血管炎（紫癜）、色素改变（沉着或脱失）、网状青斑、雷诺现象、荨麻疹样皮疹，少见的还有狼疮脂膜炎或深部狼疮及大疱性红斑狼疮。

（3）骨骼肌肉受累：表现有关节痛、关节炎、关节畸形及肌痛、肌无力、无血管性骨坏死、骨质疏松。

（4）心脏受累：可有心包炎（4%的患者有心包压塞征象）、心肌炎、充血性心力衰竭、心瓣膜病变、利布曼－萨克斯（Libman-Sacks）心内膜炎，冠状动脉炎少见，主要表现为胸痛、心电图异常和心肌酶升高。

（5）呼吸系统受累：可出现胸膜炎、胸腔积液、肺减缩综合征，肺减缩综合征主要表现为憋气感和膈肌功能障碍；肺间质病变、肺栓塞、肺出血和肺动脉高压均可发生。

（6）肾脏受累：临床表现为肾炎或肾病综合征。肾炎时尿内出现红细胞、白细胞、管型和蛋白尿。肾功能测定早期正常，逐渐进展，后期可出现尿毒症。肾病综合征的临床表现有全身水肿，伴程度不等的腹腔积液、胸腔积液和心包积液，大量蛋白尿，人血白蛋白降低，白球蛋白比例倒置和高脂血症。

（7）神经系统受累：可有抽搐、精神异常、器质性脑综合征（包括器质性遗忘/认知功能不良，痴呆和意识改变），其他可有无菌性脑膜炎、脑血管意外、横贯性脊髓炎和狼疮样硬化，以及外周神经病变。

（8）血液系统受累：可有贫血、白细胞计数减少、血小板减少、淋巴结肿大和脾大。

（9）消化系统受累：可有纳差、恶心、呕吐、腹泻、腹腔积液、肝大、肝功能异常及胰腺炎。少见的有肠系膜血管炎，布加综合征（Budd-Chiari 综合征）和蛋白丢失性肠病。

（10）其他：可以合并甲状腺功能亢进或甲状腺功能减退、干燥综合征等疾病。

❓ 红斑狼疮因子高可以诊断为系统性红斑狼疮吗？

系统性红斑狼疮患者血液内的红斑狼疮因子，是一种抗核蛋白的免疫球蛋白 G（IgG）抗体，它作用于细胞膜，使得细胞膜受损，并使细胞核胀大形成一种均匀无结构的圆形烟雾状物质，这种物质被多形核白细胞吞噬后，形成红斑狼疮细胞。红斑狼疮因子高，除了见于系统性红斑狼疮，还可见于类风湿关节炎、系统性硬化症、皮肌炎、活动性肝炎等。

❓ 系统性红斑狼疮患者为什么会出现肌痛？

系统性红斑狼疮患者会出现肌痛可以是多种原因导致的。第一，狼疮在活动的时候出现了肌肉的疼痛。第二，狼疮在治疗的过程中间，由于服用了糖皮质激素，出现了骨质疏松导致疼痛。第三，狼疮患者在治疗的过程中间合并了感染，然后出现了发热、肌肉的疼痛。因此，出现了肌肉疼痛，应尽快就医。

Q: 怎么判断系统性红斑狼疮严不严重？

系统性红斑狼疮是一个表现多种多样的疾病，有一些患者仅仅是皮肤和关节的受累，而一些患者可以有严重的肺间质病变、严重的肾脏损伤、严重的血液系统受累。所以系统性红斑狼疮的严重程度是根据受累脏器的严重程度来判断的。医生无法单纯地回答系统性红斑狼疮是不是严重，只能具体情况具体分析，根据患者的情况来判断它的严重程度。

目前国际上通用的狼疮活动性测量工具有系统性红斑狼疮活动性指数（SLE disease activity index，SLEDAI）、系统性红斑狼疮活动性测定（systemic lupus activity measure，SLAM）和大不列颠群岛狼疮活动分组（british isles lupus activity group，BILAG），其中以 SLEDAI 和 BILAG 最为常用。

轻型系统性红斑狼疮指诊断明确或高度怀疑者，但临床稳定且无明显内脏损害，所有系统 BILAG 评分为 C 或 D 类，SLEDAI 评分 <10 分。

中度系统性红斑狼疮是指有 2 个明显重要脏器累及且需要治疗的患者，BILAG 评分为 B 类，或 SLEDAI 评分在 10 ~ 14 分。

重型系统性红斑狼疮是指狼疮累及重要脏器，任何系统 BILAG 评分至少 1 个系统为 A 类和 / 或 >2 个系统达到 B 类者，或 SLEDAI 评分 >15 分。

狼疮危象是指危及生命的急性重症系统性红斑狼疮。如急进性狼疮性肾炎、严重的中枢神经系统损害、严重的溶血性贫血、血小板减少性紫癜、粒细胞缺乏症、严重心脏损害、严重狼疮性肺炎或肺出血、严重狼疮性肝炎、严重的血管炎等。

Q: 雷诺现象是什么？

雷诺现象（雷诺综合征）又称间歇性手指皮色改变、肢端动脉痉挛现象、继发性肢端动脉痉挛，是指在寒冷、情绪激动等多种因素刺激后，四肢末端皮肤颜色间歇性苍白、发绀和潮红的变化。虽然雷诺现象看起来只是皮肤颜色的改变，但是其潜在的发病机制涉及血管和神经功能的紊乱，若未及时处理，后期甚至会出现肢端坏疽。

凡是可导致肢端神经或血管异常的疾病，均有可能出现雷诺现象，如腕管综合征、动静脉瘘、闭塞性血栓性脉管炎、冷球蛋白血症、冷凝集素血症、阵发性睡眠性血红蛋白尿、重金属中毒等。部分药物如麦角新碱、博来霉素、可乐定及口服避孕药也可导致雷诺现象。而系统性红斑狼疮、系统性硬化症、结节性多动脉炎、皮肌炎、类风湿关节炎、干燥综合征及混合性结缔组织病等自身免疫性疾病也可出现雷诺现象。

综上所述，如果出现了比较典型的雷诺现象一定要尽快就医，尽快明确背后的原因并早期治疗。

系统性红斑狼疮的治疗

Q: 儿童系统性红斑狼疮怎么治疗?

儿童系统性红斑狼疮的治疗是一个长期的过程,需要终身治疗。治疗原则是积极控制狼疮活动、改善和阻止脏器损害,尽可能减少药物不良反应。大多数患者治疗方式以药物治疗为主,如糖皮质激素、羟氯喹、免疫抑制剂等。

(1)糖皮质激素:糖皮质激素是治疗小儿系统性红斑狼疮的主要药物和首选药物,如泼尼松。此药物能够迅速地控制一般症状,短期内抑制自身免疫反应。长期用药应注意其不良反应,如严重细菌感染、骨质疏松、高血压、生长发育停滞、消化道出血等。应用糖皮质激素时加用维生素 D 和钙剂,可预防出现继发性骨质疏松。

(2)羟氯喹:羟氯喹对皮疹、低热、关节炎、轻度胸膜炎和心包炎、轻度贫血和血白细胞计数减少及合并干燥综合征者有效,有眼炎者慎用。在与糖皮质激素同时使用时,可减少糖皮质激素用量,长期应用对维持病情缓解有帮助。羟氯喹主要不良反应为心脏传导障碍和视网膜色素沉着,应定期行心电图和眼科检查。

（3）免疫抑制剂：免疫抑制剂常用的药物有环磷酰胺、甲氨蝶呤。这类药物作用效果不如糖皮质激素迅速，因此不作为首选药物或单一使用。这类药物可抑制机体免疫系统，并且抑制作用持久，对狼疮引起的肾脏损害、中枢神经系统损害和肺损害有较好的效果，可作为长期维持治疗使用。

（4）丙种球蛋白：静脉滴注丙种球蛋白也有一定治疗效果，主要用于重症患者，或是糖皮质激素和免疫抑制剂治疗无效的患者。

（5）靶向生物制剂：如抗 CD20 单抗、抗 CD22 单抗、抗 CD40 配体单抗等。靶向生物制剂的兴起，可能使治疗更加的高效、作用更持久，且低毒副作用低。

Q: 狼疮性肾炎怎么治？

目前狼疮性肾炎仍无法治愈，主要治疗目的是缓解症状，避免复发、挽救肾功能。内科治疗为狼疮性肾炎的主要治疗手段，包括控制饮食、控制血压及蛋白尿。根据不同的疾病分型，治疗方案有所不同。

（1）急性期治疗：对于急速发展的狼疮性肾炎，可能会出现急性肾衰竭。若已经出现无尿或者电解质紊乱，则需要进行血液净化治疗，通常采用血液滤过或血浆置换，血液滤过可以替代肾脏排出体内的代谢废物和水，而血浆置换还可以清除掉部分致病的抗体，对迅速控制疾病有利。

（2）一般治疗：限制每日饮食中的蛋白质含量，蛋白质每日摄入量建议在每公斤体重 0.8 ～ 1.0 g，并且建议首选瘦肉等优质蛋白来源。另外，控制食盐的摄入，既可以减轻水肿，也对血压的控制有利。

（3）药物治疗：由于个体差异大，用药不存在绝对的最好、最快、最有效，除常用非处方药外，应在医生指导下充分结合个人情况选择最合适的药物。

1）羟氯喹：所有的狼疮性肾炎患者都建议加用羟氯喹作为背景治疗，可以提高治疗效果，减少复发。羟氯喹主要不良反应为视网膜毒性，但罕见，建议每年常规进行眼科检查。

2）糖皮质激素：医生会根据患者病情严重程度决定其用量，长期应用糖皮质激素可有骨质疏松、肥胖、血糖增高等多种全身不良反应。

3）环磷酰胺：环磷酰胺可以口服或经静脉使用，但推荐尽量静脉应用，在不引起严重不良反应的前提下足量使用。其常见的不良反应为白细胞减少、脱发、胃肠道反应（如食欲减退、恶心、呕吐等），环磷酰胺小冲击方案应用可使性腺抑制、出血性膀胱炎等风险减低。

4）他克莫司、环孢素：适用于 V 型狼疮性肾炎（突出表现为蛋白尿的类型）。他克莫司联合糖皮质激素诱导治疗Ⅲ型、Ⅳ型、V 型及混合型狼疮性肾炎的效果显著。

5）霉酚酸酯：对于Ⅲ ~ V 型狼疮性肾炎都适用。不良反应较少，但是长期使用可能容易出现严重感染。

6）硫唑嘌呤：免疫抑制作用相对较弱，通常在维持治疗时使用。最危险的不良反应是严重的白细胞减少。

7）利妥昔单抗：2013 年开始，以利妥普单抗为基础的治疗可以替代糖皮质激素，开始陆续被报道在一些病例中，但目前仍主要以专家经验为主，并且主要在反复复发的难治性狼疮性肾炎中推荐，大型的临床研究试验仍在进行。其主要不良反应是诱发感染，因此使用前需要筛查感染，尤其是潜伏的肝炎病毒感染。

8）贝利尤单抗：贝利尤单抗是全球首个获批用于系统性红斑狼疮治疗的生物制剂，目前有充分证据证明其可作为狼疮性肾炎诱导治疗的初始治疗，部分临床研究证明了贝利尤单抗作为联合治疗的作用。其主要不良反应有感染、白细胞减少等，长期研究发现不良反应无增加。

9）其他药物治疗：主要为控制血压和尿蛋白的药物。对于合并蛋白尿伴或不伴高血压的患者，血管紧张素转化酶抑制剂（ACEI）、血管紧张素Ⅱ受体阻滞剂类药物可作为首选，不仅可以控制血压，也可以降低尿蛋白、保护肾脏。

Q: 得了系统性红斑狼疮怎么才能不脱发？

（1）保持良好心情。患者患病时会有精神压力，容易造成脱发，但还是要保持良好的心情，调整神经系统的功能，解除毛发生长功能的抑制状态，从而在一定程度上缓解脱发的症状。

（2）调整生活方式。系统性红斑狼疮患者日常饮食要保证低盐、低脂，多补充优质蛋白，保持良好的生活方式。晚上睡觉的时候可以按摩头皮，促进头皮的血液循环，可在一定程度上缓解脱发的症状。

（3）药物治疗。脱发是系统性红斑狼疮的一个临床表现，所以还是需要积极治疗系统性红斑狼疮这个原发病。可以应用糖皮质激素、钙调磷酸酶抑制剂、维 A 酸类药物等治疗系统性红斑狼疮，从而控制脱发症状。

Q: 中药能不能治疗系统性红斑狼疮？

系统性红斑狼疮吃中药一般不能治愈。系统性红斑狼疮是一种自身免疫性疾病，目前发病原因尚未明确，可能与遗传、免疫异常、环境等多种因素有关。目前缺乏根治手段，主要的治疗目标为控制多数症状、预防或延缓器官损伤。部分患者通过早期诊断及规范性治疗预后较好，不会对正常的工作、生活等造成较大影响。临床上对于系统性红斑狼疮的中医治疗暂无循证医学证据支持，虽然部分患者可以通过中医治疗方法缓解症状，但通常不能治愈疾病。

Q: 系统性红斑狼疮患者禁止用哪些药？

系统性红斑狼疮患者不能用的药物，主要是一些能够诱发药物性狼疮的药物，常见的有近 70 种，比如肼屈嗪、普鲁卡因、异烟肼、氯丙嗪、卡马西平、保泰松、呋喃妥因、米诺环素、青霉胺、左旋多巴、可乐定、盐酸维拉帕米等。所以在临床上一定要注意，慎重应用这些药物，如果必须要应用，也要在专业医生的指导和监测下进行使用，密切注意药物的不良反应，千万不要擅自用药。此外，患者也不要应用各种避孕药，防止病情加重。

Q: 系统性红斑狼疮患者长期服用糖皮质激素应该注意什么?

首先，糖皮质激素使用时开始的剂量一定要足量，因为糖皮质激素用量不足，既不能迅速控制病情，还会延误病程造成重要脏器不可逆的损伤；同时因治疗效果不好，需要增加糖皮质激素用量，会产生更多的不良反应。病情稳定后，糖皮质激素开始减量，一般每 1 ~ 2 周减原来用量的 10%，减量至 20 mg 或 30 mg 后，根据病情适当延长减量的间隔时间，维持量应尽可能小于 10 mg。减量前必须确认病情持续稳定，才可以减量，如果病情不稳定，要维持原剂量不变，甚至酌情增加用量。综上所述，使用糖皮质激素时必须按医嘱使用，不得随意撤减量。

其次，糖皮质激素会导致骨质疏松、消化道溃疡及肾上腺功能抑制等。因此，糖皮质激素使用的时间尽量在 7 点半之前并避免空腹。同时，需要加强抑制胃酸、补钙、补充维生素 D 等治疗。

有关系统性红斑狼疮的疑惑

Q: 系统性红斑狼疮能不能治愈？

系统性红斑狼疮严格上说是不能治愈的，但是可以控制。就像糖尿病、高血压也是通过药物达到控制病情的状态，并不能通过药物根治。

随着近几十年来风湿免疫学的发展，系统性红斑狼疮的治疗出现了很多新型药物。最早系统性红斑狼疮的 5 年死亡率为 90% 以上，而目前的 5 年死亡率小于 10%。由于糖皮质激素和免疫抑制剂的使用，系统性红斑狼疮的生存率大大提高了。由于系统性红斑狼疮患者大部分是青少年女性，以前系统性红斑狼疮患者根本不敢想象怀孕的事情。现在随着医学的发展，当病情控制理想的时候，很多系统性红斑狼疮患者成功生育了自己的小孩。

系统性红斑狼疮的治疗还有一个重要方面，就是定期随访。很多患者病情控制好了之后就再也不来看了，这其实后果很严重。建议患者每个月或者每 3 个月定期随诊以控制病情，并且建议患者在固定的医院由固定的医生随诊。

Q: 系统性红斑狼疮临床治愈是什么意思？

根据 DORIS 工作组于期刊 *Lupus Sci Med* 正式发布的系统性红斑狼疮临床缓解的最终定义：①临床系统性红斑狼疮疾病活动指数为 0；②医生整体评估值 < 0.5（0 ~ 3）；③不考虑血清学检查，可使用抗疟药、低剂量糖皮质激素（≤ 5 mg/d 泼尼松）和 / 或稳定剂量免疫抑制剂，包括生物制剂。满足以上 3 点即为系统性红斑狼疮临床缓解。

Q: 如何预防系统性红斑狼疮复发？

避免劳累、光照、感染、精神紧张、诱发狼疮相关药物等；坚持定期复诊及复查有关指标，是预防系统性红斑狼疮复发的关键。

Q: 系统性红斑狼疮死亡征兆是什么？

系统性红斑狼疮出现严重的脏器受累常常是狼疮预后不良的征兆，包括急进性肾小球肾炎、心肌炎、冠状动脉受累、肺泡出血、肠系膜血管炎、急性胰腺炎、溶血性贫血、严重血小板减少、动静脉血栓形成、急性意识障碍、抽搐等。

Q: 系统性红斑狼疮有哪些危害？

系统性红斑狼疮是一种系统性自身免疫性疾病，病情进展可累及全身各个器官及系统，包括肾脏、中枢神经系统、肺、心脏、皮肤黏膜、骨骼肌肉等；该病好发于育龄期女性，若未经治疗，会严重损害患者的身体健康，并影响生育。

Q: 系统性红斑狼疮患者能不能怀孕？

系统性红斑狼疮的患者是可以怀孕的，但怀孕有先决条件，必须病情稳定至少半年以上，没有重要脏器受累，尤其不能有肺动脉高压或严重肾功能不全；同时满足目前服用的药物对胎儿没有影响。

Q: 系统性红斑狼疮患者生的孩子会不会也有狼疮？

系统性红斑狼疮的病因与遗传因素有关，但它本身并不属于遗传病，故父母得了系统性红斑狼疮，孩子不一定会有这个病。

Q: 怀孕会加重系统性红斑狼疮的病情吗？

系统性红斑狼疮患者在妊娠后，由于体内的激素水平等一系列改变，可能会加重系统性红斑狼疮的病情，系统性红斑狼疮患者孕前需经过风湿免疫科及妇产科的全面评估，在此基础上计划妊娠。

Q: 怀孕期间系统性红斑狼疮复发了，应该怎么办？

系统性红斑狼疮患者在怀孕后，由于体内激素水平等一系列改变，部分患者可能将会面临疾病复发的风险，这时候需要风湿免疫科及妇产科综合评估，选择安全的治疗方案延缓疾病进展，必要时终止妊娠。

Q: 系统性红斑狼疮患者能拔牙吗？

系统性红斑狼疮患者病情稳定期是可以拔牙的，但需注意预防感染。对于一些使用抗血小板或抗凝药物（如阿司匹林、氯吡格雷、华法林等）的患者，应提前告知医生，在医生的指导下停用相关药物后再拔牙。

Q: 系统性红斑狼疮患者好了以后可以晒太阳吗？

紫外线可使皮肤内的 DNA 转化为胸腺嘧啶二聚体，这会使抗原性增强，可能会诱发病情活动。因此，系统性红斑狼疮的患者即使在病情稳定期，也应避免日晒。

Q: 系统性红斑狼疮患者饮食要注意什么？

对于系统性红斑狼疮患者，应低热量、低蛋白饮食，多吃富含纤维、不饱和脂肪酸、维生素及矿物质的食物，避免食用可能引起光过敏的食物。

Q: 系统性红斑狼疮最怕哪 3 样东西？

系统性红斑狼疮的治疗包括一般治疗、药物治疗及合并症的治疗。积极规范的治疗可以使疾病得到良好的控制。但是，红斑狼疮最怕的是日晒、感染及患者未遵医嘱减停药。

Q: 有没有治疗系统性红斑狼疮的偏方？

目前没有治疗系统性红斑狼疮的偏方。所以，不要轻信各种传言，要规范诊治。规范诊治、定期随访是系统性红斑狼疮病情长期缓解的关键。

Q: 生活中系统性红斑狼疮怎么调理？

从日常活动方面，系统性红斑狼疮患者可进行适度活动，以短程散步为宜，但应加强防晒。

从饮食方面，建议患者平日摄入维生素含量高的食物，适当摄取优质蛋白质，避免诱发疾病活动或引起光过敏的食物。

从情绪方面，患者应保持良好的心态，对疾病的缓解有信心，若出现抑郁、焦虑等不良情绪，应积极与医生及家人沟通。

Q: 系统性红斑狼疮患者怀孕时吃什么好？

系统性红斑狼疮患者怀孕期间要定期去风湿免疫科及产科随访。保证营养均衡，建议多进食一些高蛋白质类及富含维生素类的食物。

Q: 系统性红斑狼疮患者能用面膜吗？

系统性红斑狼疮患者在病情稳定期可以用面膜，但患者要慎重选择化妆品。在病情活动期，尤其皮疹明显时，不滥用药物、面膜或化妆品，因为化妆品中的化学成分可能刺激皮肤，加重皮肤炎症反应。

Q: 系统性红斑狼疮可以通过食疗治愈吗？

系统性红斑狼疮患者通过食疗可能改善病情，但无法治愈疾病，系统性红斑狼疮的治疗还是以药物治疗为主。

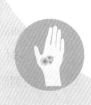

▶▶▶ 第三章

原发性干燥综合征

第一节

快速了解原发性干燥综合征

Q: 鼻子干是干燥综合征吗?

鼻子干是大家生活中非常常见的症状,虽然干燥综合征会破坏外分泌腺腺体造成鼻腔干燥的症状,但其实鼻子干的原因有很多,比如秋冬季北方气候干燥、温差大等环境因素,或者一些粉尘等物理化学物质的外界刺激,还有一些急性鼻炎、药物性鼻炎、萎缩性鼻炎、过敏症等鼻部疾病都会导致鼻腔干燥。因此鼻子干不能等同于干燥综合征。

Q: 口唇发干是干燥综合征吗?

口唇发干不能说就是干燥综合征,口唇发干是临床常见的症状,其诱发因素相当多,比如长期摄入辛辣、刺激性食物;经常舔湿嘴唇;长期外用口红、唇釉等唇部化妆品;某些职业,如教师等讲话多的职业;秋冬季北方的空气干燥等环境因素;还有一些口唇疱疹、唇炎等唇部疾病都会导致口唇发干。

而干燥综合征更多地表现为由唾液量减少导致的口干症状,比如进食饼干等干性食物时出现的咀嚼、吞咽困难。

Q: 结缔组织病是什么意思?

结缔组织病从字面意思来看,就是"结缔组织"的疾病,那么结缔组织是什么呢?结缔组织与上皮组织、肌肉组织、神经组织共同构成人体的四大组织。结缔组织,从广义上来说,包括血液、淋巴、软骨与骨、关节、韧带、肌腱等松软的固有结缔组织。结缔组织病就是上述这些组织出现了问题,不是特指的某一种病,而是一大类疾病的总称。又因为该病常常与自身免疫系统紊乱相关,也称为自身免疫性疾病,比如常见的类风湿关节炎、系统性红斑狼疮、干燥综合征等。此外,广义上的结缔组织病还包括 Ehlers-Danlos 综合征等遗传性疾病。

Q: 干燥综合征有什么表现?

(1)口干燥表现:① 70%~80%患者诉有口干,但不一定都是首症或主诉,严重者因口腔黏膜、牙齿和舌发黏以致在讲话时需频频饮水,进固体食物时必须伴水或流食送下,有时夜间需起床饮水等;②猖獗性龋齿是本病的特征之一,约50%的患者出现多个难以控制发展的龋齿,表现为牙齿逐渐变黑,继而小片脱落,最终只留残根;③腮腺炎,50%患者表现有间歇性交替性腮腺肿痛,累及单侧或双侧,大部分在10天左右可以自行消退,但有时持续性肿大。少数患者有颌下腺肿大、舌下腺肿大,有的患者伴有发热。对部分有腮腺持续性肿大者应警惕有恶性淋巴瘤的可能;④舌部表现为舌痛,舌面干、裂,舌乳头萎缩且光滑;⑤口腔黏膜出现溃疡或继发感染。

(2)眼部表现:干燥性角结膜炎,因泪腺分泌的黏蛋白减少而出现眼干涩、异物感、泪少等症状，严重者痛哭无泪。部分患者有眼睑缘反复化脓性感染、结膜炎、角膜炎等。

（3）其他腺体受累表现：浅表部位如鼻、硬腭、气管及其分支、消化道黏膜、阴道黏膜的外分泌腺腺体均可受累，进而出现鼻腔干燥、皮肤干燥、干咳、阴道干涩伴性交痛等相应症状。

（4）全身症状：如乏力、发热等，约有2/3患者会出现系统损害。

（5）皮肤病变：①紫癜样皮疹：多见于下肢，为米粒大小边界清楚的红丘疹，压之不褪色，分批出现，每批持续时间约为10天，可自行消退而遗有褐色色素沉着；②结节红斑较为少见；③雷诺现象：多数患者不严重，不引起指端溃疡或相应组织萎缩。

（6）骨骼肌肉关节痛较为常见。仅小部分表现有关节肿胀，但多不严重，且呈一过性。关节结构的破坏非本病的特点。约5%的患者可发生肌炎。

（7）肾脏损害：国内报道30%～50%患者有肾脏损害，主要累及远端肾小管，表现为由Ⅰ型肾小管酸中毒引起的低血钾性肌肉麻痹；严重者出现肾钙化、肾结石及软骨病，表现为多饮、多尿，肾性尿崩症亦常出现于肾小管酸中毒患者；小部分患者出现较明显的肾小球损害，临床表现为大量蛋白尿、低白蛋白血症甚至肾功能不全。

（8）呼吸系统表现：大部分患者无呼吸道症状，轻度受累者出现干咳，重者可出现气短；肺部的主要病理表现为间质性病变，部分出现弥漫性肺间质纤维化，有小部分患者出现肺动脉高压。

（9）消化系统表现：胃肠道可以因其黏膜层的外分泌腺腺体病变而出现萎缩性胃炎、胃酸减少、消化不良等非特异性症状；

约 20% 患者有肝脏损害，特别是部分患者可合并自身免疫性肝炎或原发性胆汁性胆管炎；慢性胰腺炎亦非罕见。

（10）神经系统表现：累及神经系统的发生率约为 5%，以周围神经损害多见。

（11）血液系统表现：本病可出现白细胞减少和 / 或血小板减少，血小板减少严重者可伴出血现象；本病淋巴瘤的发生率约为健康人群的 44 倍。

Q: 干燥综合征危害严重吗？

干燥综合征是一种自身免疫系统紊乱的相关疾病，典型临床表现是外分泌腺腺体破坏后出现的口干、眼干。该病若不及时正规治疗，也可出现多系统受累，如肾脏、肺部、神经系统、消化系统、血液系统等多个系统和多个脏器的损伤。因此，干燥综合征严重与否，需要看患者是否已经出现了腺体外的其他系统受累。轻症患者可能仅仅只有口干、眼干的腺体受累表现，而重症患者可能会出现肾小管酸中毒、间质性肺炎、周围神经病、肝功能异常、血小板减少等表现。

Q: 干燥综合征是由什么原因引起的？

干燥综合征的病因、发病机制非常复杂，目前没有完全明确，但当前的研究认为这个病的发生可能与某些基因位点相关，即有一定的遗传相关性；一些病毒感染，比如 EB 病毒、丙型肝炎病毒等感染也被认为与此病有一定相关性；干燥综合征的男女患病比例为 1∶9，这也提示该病与雌激素水平有一定相关性。另外，近期的研究证明，某些环境诱因也应该被重视，如口腔、肠道菌群变化，体内代谢组的异常等都可能导致干燥综合征的发生和发展。因此，该疾病的病因仍需进一步研究。

Q: 哪些人会得干燥综合征?

干燥综合征又分为原发性干燥综合征、继发性干燥综合征。

原发性干燥综合征多见于40~50岁女性，约占全部病例的90%。干燥综合征有一定的遗传倾向，干燥综合征的一级亲属患干燥综合征的风险比普通人群增加11~19倍，如母亲若是患有干燥综合征，且相关抗体（如抗SSA、抗SSB阳性），那么其小孩患干燥综合征的风险增大。另外，感染也可能是其病因之一，包括EB病毒、柯萨奇病毒、丙型肝炎病毒、反转录病毒、HIV病毒在内的多种病毒均可能与本病的发生、发展相关。

继发性干燥综合征指的是在已有确诊的风湿免疫病的基础上出现了干燥综合征。许多风湿免疫病都可出现干燥综合征，但最为常见的是系统性红斑狼疮、类风湿关节炎、系统性硬化症、多发性肌炎和皮肌炎、混合性结缔组织病。此外，病毒感染（如EB病毒、巨细胞病毒、乙型肝炎病毒、丙型肝炎病毒等）、头颈部放射治疗史、结节病、淀粉样变性、移植物抗宿主病、IgG4相关性疾病也可能出现类似干燥综合征的症状，其在诊断上需要与干燥综合征进行鉴别。

Q: 干燥综合征比癌症还可怕吗?

干燥综合征是一种常见的风湿病，可影响口、眼、皮肤、肾脏、肺、神经系统、骨骼肌肉系统、消化系统、血液系统等。如果治疗及时和规范，大部分患者的症状可长期持续缓解。具体来讲，病变局限于外分泌腺腺体的患者预后良好；有内脏损害者，若及时发现、恰当治疗，绝大多数患者病情可以控制。只要做到早发现、早干预，积极配合医生的治疗方案，该病是不会影响生活质量及寿命的。

但干燥综合征患者患癌症的风险确实高于普通人群，尤其是患继发性淋巴瘤的风险升高。因此，干燥综合征患者需要积极控制病情，并定期复查相关指标。

Q: 干燥综合征为什么叫明星病？

干燥综合征是风湿免疫病的一种，而许多演艺界人患有此病。因此，有人把干燥综合征叫明星病。

Q: 干燥综合征是怎么发病的？

原发性干燥综合征的病因与发病机制目前尚不清楚。感染因素、遗传背景、内分泌因素等多种因素相互作用，导致免疫系统功能紊乱，为本病发生发展的基础。该病的病理主要表现为腺体在自身抗体的作用下遭到破化、大量炎症细胞浸润腺体、腺体导管扩张和狭窄、上皮细胞萎缩等。

此外，血管受损也是本病基本病变之一，包括小血管壁或血管周炎症细胞浸润，出现管腔栓塞、局部组织供血不足等。

上述病变最终导致腺体功能受到严重损害，进而出现口干、眼干等症状。

Q: 干燥综合征会传染吗?

干燥综合征是一种风湿免疫病，是自身免疫系统出现了紊乱，产生了攻击唾液腺、泪腺等外分泌腺腺体的致病性自身抗体和致炎症因子。它不是传染性疾病，因此不具有传染性。

Q: 干燥综合征为什么会引起虫牙?

干燥综合征会破坏人体的唾液腺，包括腮腺、颌下腺等腺体，导致这些腺体无法分泌足够的唾液。唾液在口腔中非常重要，如果没有它，首先会感到口干不适，进食干性食物出现吞咽困难。同时唾液对牙齿有清洁功能，可以起到保护牙齿的作用；唾液一旦缺失，口腔内的环境会改变，酸碱性和黏稠度异常，同时会出现菌群紊乱，牙齿不能得到及时的清洁，就很容易使口腔细菌滋生，牙齿便会一点点坏掉，形成我们所说"虫牙"，即龋齿。

还需要知道的一点是干燥综合征引起的龋齿，可不是一般的龋齿，医学上将这种龋齿称为"猖獗龋齿"。"猖獗"是形容这个坏牙是修不过来的，临床中常见到干燥综合征的患者往往是满嘴的坏牙，而且牙齿的脱落也非常有特点，是一片片脱落下来，最后只剩牙根一点点黑乎乎的"痕迹"。

Q: 干燥综合征遗传吗?

干燥综合征有可能会遗传，因为干燥综合征与遗传有关。某些易感基因增加了干燥综合征的风险。基因可以遗传给后代，因此在某些触发因素的影响下，患者后代更容易生病。

但是，虽然与干燥综合征相关的易感基因可能会遗传给后代，但这并不意味着后代一定会发病。如果有直系亲属生病，建议定期体检，发现问题尽早诊治。

Q: 干燥综合征应挂什么科室？

怀疑自己有干燥综合征时，首先应该考虑到的科室是风湿免疫科。因为干燥综合征是一种由自身免疫系统紊乱所导致的炎症性疾病，所以应及时请风湿免疫科医生询问病史、查体，进行相关自身抗体检测，以及后续随访、评估。

当患者有明显口干、眼干时，风湿免疫科医生还会将患者推荐到对应眼科和口腔科进行检查，配合风湿免疫科完成所需要的各系统评估。当患者出现内脏器官受损时，如呼吸系统受累（表现为肺间质纤维化）或怀疑合并肾脏问题时，甚至晚期有合并肿瘤风险时，风湿免疫科医生也可能建议转诊到对应科室，如血液科、肾脏科进行相应检查。

Q: 干燥综合征患者生存率高吗？

一般来说，干燥综合征患者30年以上的生存率是70%以上。干燥综合征患者大部分只有口干、眼干等症状，这类患者只会感到不舒服，但是并不会影响正常寿命。对于肺、肾、血液这些系统受累的干燥综合征患者，需要根据受累的具体情况给予治疗，如果未进行正规治疗或者耽误了诊治，严重脏器受累的患者是有可能影响患者预期寿命的。

Q: 干燥综合征患者不治疗会怎么样?

干燥综合征患者如果不治疗或者治疗不得当，病情就可能逐步进展，甚至恶化而危及生命，所以一定要重视，并且积极配合治疗。同时，患者也要保持良好的心理状态，生活作息要有规律。

大多数干燥综合征的患者病情比较轻微，所以经有效治疗后能够控制住病情，改善生活质量。只有少数患者出现了严重的内脏损害，比如进行性肺纤维化、中枢神经病变、肾功能不全或者恶性淋巴瘤，这种情况则预后较差，有可能会危及生命。因此，一定要坚持正规治疗和随诊。

Q: 尿崩症和干燥综合征的区别是什么?

（1）发病机制不同：尿崩症由神经分泌性异常或肾脏功能异常引起，而干燥综合征是一种慢性、系统性的自身免疫性疾病。

（2）临床表现不同：尿崩症是一种以极度口渴、大量饮水、大量排尿为主要表现的疾病，主要分为中枢性尿崩症和肾性尿崩症。而干燥综合征多表现为外分泌腺（唾液腺、泪腺）受累，导致患者出现干燥症状，如口干、眼干等，以及一些腺体外特征，如累及血管、皮肤、关节、内脏及神经系统等。

（3）诊断方法不同：尿崩症的实验室检查包括禁水加压素试验和血浆精氨酸加压素测定。而干燥综合征的诊断需结合自身抗体、免疫球蛋白、口腔和眼科的辅助检查甚至病理才能明确。

（4）治疗方法不同：尿崩症的治疗需保持充分的体液量，同时需要限制钠的摄入，药物治疗主要包括去氨加压素等激素替代治疗。干燥综合征局部治疗主要以替代治疗和对症治疗为主；而系统治疗多以改善病情的抗风湿类药物、糖皮质激素、免疫抑制剂和生物靶向药物等为主。

Q: 干燥综合征和系统性红斑狼疮有什么关系?

干燥综合征（Sjögren syndrome, SS）和系统性红斑狼疮（systemic lupus erythematosus, SLE）均是临床常见的自身免疫性疾病，常累及全身多脏器系统。尽管临床证据提示它们是不同的疾病，但是 SS 的一些特征可以在 SLE 中发现，可能与机制上都是以体液免疫异常为主有关。临床上也常见两种疾病同时发生。干燥综合征可以单独存在，也可继发于系统性红斑狼疮或与系统性红斑狼疮并存。当 SS 和 SLE 共存时，部分 SLE 合并 SS（SLE-SS）患者的 SS 先于 SLE 发生，并与原发性 SS 在干燥症状及自身抗体谱方面具有相似性。另外，SLE-SS 的诊断及治疗也不同于单纯的 SLE 或者 SS。

Q: 干燥综合征会转化成红斑狼疮吗?

从发病机制看，由于免疫系统的变化，干燥综合征与红斑狼疮可能会出现互相转化或者同时存在。SS 患者初期的临床症状表现为口干、眼干，随着疾病的进展，可能会逐渐出现脱发、口腔溃疡、面部红斑等全身多系统特异性的症状和体征，包括特异性的自身抗体等。前期临床随访分析发现 36% 的 SLE-SS 患者 SS 发生于 SLE 之前，32% 的患者 SS 与 SLE 几乎同时出现，32% 的患者 SS 出现于 SLE 之后，提示 SS 患者可能在疾病进展后出现 SLE 并与之重叠存在。

Q: 干燥综合征与糖尿病有关系吗?

干燥综合征和糖尿病是两个完全不同的疾病,但是二者有一个共同的临床表现就是口干。口干是由多种因素引起的唾液减少而导致的一种症状,是一种生理性或病理性现象。干燥综合征属于自身免疫性疾病,主要表现为唾液腺、泪腺干燥。糖尿病患者主要是高血糖引起渗透性利尿,血容量减少和血浆渗透压升高刺激下丘脑口渴中枢,出现饮水增加。

单纯干燥综合征患者一般没有血糖的变化,而糖尿病患者在自身免疫相关的抗体检查中一般也不会出现阳性反应。所以,糖尿病患者是以代谢紊乱为主的,以高血糖为其代谢特征的一组慢性临床综合征。

Q: 类风湿关节炎会转化为干燥综合征吗?

患类风湿关节炎后会出现干燥综合征或者两者同时发生。类风湿关节炎(RA)是一种以侵蚀性关节炎为主要表现的慢性全身性自身免疫性疾病,主要表现为以双手和腕关节等小关节受累为主的对称性、持续性多关节炎。类风湿因子在类风湿关节炎和干燥综合征患者血清中均呈阳性,如果同时观察到其他抗体,如SSA 抗体、ANA 抗体的出现和免疫球蛋白升高,特别是有腺体受累表现时,要考虑是否是干燥综合征(SS)。

SS 可继发于 RA,也可发生于 RA 之前或者同时发生,临床上继发于 RA 患者的情况较常见,且类风湿关节炎合并干燥综合征(RA-SS)患者较单纯 RA 患者发病年龄小,晨僵发生率低;与原发性 SS 患者比较,RA-SS 患者病程长,受累关节数多,晨僵及关节畸形发生率高。

第二节

原发性干燥综合征的诊断

Q: 干燥综合征的分类标准是什么?

干燥综合征分类标准可参考表 3-1 至表 3-3。

表 3-1　2002 年干燥综合征国际分类标准

Ⅰ.口腔症状:3 项中有 1 项或 1 项以上。

1.每日感到口干且持续 3 个月以上;

2.成年后腮腺反复或持续肿大;

3.吞咽干性食物时需用水帮助。

Ⅱ.眼部症状:3 项中有 1 项或 1 项以上。

1.每日感到不能忍受的眼干且持续 3 个月以上;

2.有反复的砂子进眼或砂子磨感觉;

3.每日需用人工泪液 3 次或 3 次以上。

Ⅲ.眼部体征:下述检查任意 1 项或 1 项以上阳性。

1.Schirmer I 试验(＋)(≤ 5 mm/5 min);

2.角膜染色(＋)(van Bijsterveld 评分≥ 4)。

Ⅳ.组织学检查:下唇腺病理示淋巴细胞灶≥ 1(4 mm² 组织内至少有 50 个淋巴细胞聚集于唇腺间质者为 1 灶)。

Ⅴ.唾液腺受损:下述检查任意 1 项或 1 项以上阳性。

1.唾液流率(＋)(≤ 1.5 mL/15 min);

2.腮腺造影(＋);

3.唾液腺同位素检查(＋)。

Ⅵ.自身抗体:抗 SSA 和 / 或抗 SSB(＋)(双扩散法)。

注：原发性干燥综合征和继发性干燥综合征的具体分类如下。

（1）原发性干燥综合征：无任何潜在疾病的情况下，有下述2条则可诊断。

1）符合4条或4条以上，其中必须含有条目Ⅳ（组织学检查）和/或条目Ⅵ（自身抗体）；

2）条目Ⅲ、Ⅳ、Ⅴ、Ⅵ 4条中任意3条检查呈阳性。

（2）继发性干燥综合征：患者有潜在的疾病（如任一结缔组织病），而且符合Ⅰ和Ⅱ中任意1条，同时符合条目Ⅲ、Ⅳ、Ⅴ中任意2条。

（3）必须除外：头颈面部放疗史、丙型肝炎病毒感染、艾滋病、淋巴瘤、结节病、GVH病、抗乙酰胆碱药的应用（如阿托品、莨菪碱、溴丙胺太林、颠茄等）。

表 3-2 2012 年 ACR 干燥综合征分类标准

1. 血清抗 SSA 和（或）抗 SSB 抗体（+），或者类风湿因子呈阳性同时伴 ANA ≥ 1 : 320；

2. 眼表染色评分方法≥ 3 分；

3. 唇腺病理活检示淋巴细胞灶≥ 1 个 /4 mm^2（4 mm^2 组织内至少有 50 个淋巴细胞聚集）。

注：以上 3 项满足 2 项或 2 项以上，且除外头颈面部放疗史、丙型肝炎病毒感染、获得性免疫缺陷病、结节病、淀粉样变性、移植物抗宿主病、IgG4 相关疾病，即可诊断为干燥综合征。

表 3-3 2016 年原发性干燥综合征 ACR/EULAR 分类标准

项目	分值
唇腺灶性淋巴细胞涎腺炎，灶性指数≥ 1 个 /4 mm^2	3
抗 SSA/Ro 阳性	3
至少一只眼睛：眼表染色评分≥ 5 分（或 van Bijsterveld 评分≥ 4）	1
至少一只眼睛：Schirmer 试验≤ 5 mm/5 min	1
非刺激性全唾液流率≤ 0.1 mL/min	1

注：根据该标准的定义，当患者得分≥ 4，则将之归类为原发性干燥综合征。

Q: 女性患干燥综合征有什么前兆？

女性患者，特别是 40 ~ 60 岁更年期前后时，出现以下症状，提示要到风湿免疫科进一步明确有无干燥综合征。

（1）口干、龋齿增多、唾液腺反复肿大。

（2）眼干涩、眼痒、眼异物感或砂砾感、泪少甚至无泪。

（3）皮肤干燥、鼻腔干燥、阴道干涩、瘙痒伴性交痛等。

（4）全身症状：乏力、不典型关节痛、皮疹等。

Q: 如何早点发现干燥综合征？

若出现以下情况，及时到正规医院风湿免疫科检查，尽早诊断。

（1）口干的 3 个信号

1）感觉口干达 3 个月以上，并且喝水无法缓解。

2）吃干性食物（如饼干）一定要用水帮助才能咽下。

3）夜间睡后被口干干醒达到 3 次以上。

（2）眼干的 3 个信号

1）有眼干的症状超过 3 个月以上。

2）在无沙眼等明显眼疾的情况下，眼部有砂砾感。

3）每天必须使用眼泪替代品（滴眼液）润眼超过 3 次以上。

（3）辅助信号

1）有不明原因关节痛。

2）反复或持续出现唾液腺（腮腺）肿大。

3）近几个月或几年内迅速出现龋齿或牙齿片状脱落。

另外，若眼睑反复出现化脓性感染、不明原因的高球蛋白血症、远端肾小管性酸中毒及低钾软瘫、不明原因的肺间质纤维化、不明原因的肝脏或胆管损害、慢性胰腺炎等情况，也需要考虑干燥综合征可能性，及时就诊风湿免疫科。

Q: 干燥综合征需要做哪些检查？

（1）眼部：①泪液流率（Schirmer 试验）；②角膜染色；③泪膜破碎时间。

（2）口腔：①涎液流率；②腮腺造影；③涎腺核素检查；④唇腺活检组织学检查；⑤唾液腺彩超。

（3）血液学检查：①一般检查如血常规、尿常规、肝肾功能；②自身抗体如抗核抗体、抗 SSA 抗体、抗 SSB 抗体、类风湿因子、抗 α 胞衬蛋白抗体、抗毒蕈碱受体 3 抗体等，其中抗 SSA 抗体及抗 SSB 抗体对本病诊断有重要意义；③免疫球蛋白、补体等相关免疫指标检查。

（4）其他：相关脏器损伤的评估，如肺影像学、肾小管功能测定等。

第三节

原发性干燥综合征的治疗

Q: 为什么要中西医结合治疗干燥综合征？

单纯西医治疗可稳定病情，控制疾病进展，避免进一步的脏器受累，但在缓解症状方面目前多为对症治疗，且效果欠佳。如对于眼干、口干，目前西医治疗为长期局部应用人工泪液和人工唾液替代治疗，临床效果不理想。

而中医将辨证和辨病相结合，通过调整人体异常的免疫状态与功能、改善局部症状、缓解患者焦虑和抑郁情绪，进而可改善患者生活质量，同时还能改善相关指标和器官功能，许多研究已证明了其良好的临床疗效。除此之外，中医治疗方法多样，包括中药内服、针灸、熏蒸、外敷等，可依据患者病情进行个体化选择。

对于某些合并器官受累的干燥综合征患者，需应用免疫抑制剂或糖皮质激素治疗，联合中药治疗可以协同改善症状、控制病情、减少药物的用量及不良反应。

Q: 西医治疗干燥综合征的目标和原则是什么？

干燥综合征患者的治疗目标是改善眼干和口干症状，预防黏膜干燥的并发症（如龋齿、角膜溃疡或口腔真菌感染），以及诊断并治疗系统性损害、腺体和淋巴细胞增殖性疾病。治疗干燥综合征应遵循的一般原则如下。

（1）干燥综合征的评估和管理应由多学科团队实施，最好包括风湿免疫科医生、眼科医生和口腔科医生。

（2）治疗前应对患者进行全面的评估以确定疾病的严重程度和范围。

（3）原发性干燥综合征或继发性干燥综合征的治疗方法大致相同，取决于症状的严重程度和对治疗的反应：所有患者均可获益于非药物干预和预防性干预，包括关于自我保健措施和戒烟的患者教育、膳食和用药建议、常规预防保健和免疫接种，以及妊娠咨询。若轻度干燥综合征患者只有干燥症状，无系统性表现或腺体肿大，则除监测病情和常规医疗及牙科预防保健之外，可能只需要针对眼部、口腔和其他干燥症状进行局部治疗。中度至重度干燥综合征（包括腺体外受累）患者需要全身性治疗，包括应用免疫抑制剂和 / 或生物制剂。

Q: 中医治疗干燥综合征效果怎么样？

在中医古籍中干燥综合征名为"燥痹"。早在 1995 年便有中华人民共和国卫生部印发的《中药新药治疗干燥综合征的临床研究指导原则》，而后又有多部对燥痹的辨证分型或论治的指南或书籍发表。目前国内已有许多研究证实中医药在治疗干燥综合征方面有良好的效果，可缓解症状，改善伴随的焦虑、抑郁情绪,改善化验指标甚至改善器官功能情况等。白芍总甙、雷公藤等中药制剂在我国也常用于干燥综合征的治疗,或作为其他治疗方案的组合。

Q: 艾灸能治干燥综合征吗?

目前缺少艾灸治疗干燥综合征的系统研究报道,仅有少部分中西医结合医院经验提示可以通过艾灸治疗,但穴位选择十分重要,需在医生指导下进行。故艾灸能否治疗干燥综合征其作用目前尚需验证。

Q: 干燥综合征患者可以吃中药吗?

在与西医治疗不冲突的前提下,干燥综合征患者可以在正规中医的指导下,服用中药改善病情,调节免疫状态或功能,达到对疾病的治疗作用。

Q: 哪些药能治疗干燥综合征?

干燥综合征的治疗需根据临床表现及疾病严重程度选择用药。

(1)若患者只有干燥症状,无腺体肿大或其他器官受累,则除促分泌剂(毛果芸香碱、西维美林等)以外通常不需要其他全身治疗。

(2)如果干燥综合征患者出现腺体外表现(如皮疹、关节炎、血管炎、肺部及肾脏表现等),则需要根据具体表现及严重程度选择相应的药物治疗。治疗药物通常包括糖皮质激素、羟氯喹、非生物的改善病情的抗风湿药（DMARDs）（如甲氨蝶呤、来氟米特、硫唑嘌呤、柳氮磺吡啶、霉酚酸酯、环孢素等），还有环磷酰胺，以及生物制剂（如利妥昔单抗）等。

1）对于有轻度关节症状的患者可接受抗炎剂量的非甾体抗炎药治疗，治疗 3 个月后效果不佳或仍有中重度症状的患者常需要使用非生物的改善病情的抗风湿药（如羟氯喹、甲氨蝶呤）治疗。

2）对于重度皮肤溃疡、指 / 趾坏死或致命性器官受累患者，可使用糖皮质激素冲击疗法、环磷酰胺或利妥昔单抗治疗。

3）对于合并间质性肺炎的患者，常起始口服糖皮质激素，根据治疗效果评估是否使用硫唑嘌呤、吗替麦考酚酯等免疫抑制剂或利妥昔单抗。

4）对于肾脏受累患者，肾小管酸中毒时注意补钾，若考虑肾小管间质性肾炎，可行肾脏穿刺，根据病变活动予以相应治疗。

5）对于神经系统受累患者，可使用糖皮质激素冲击疗法联合免疫抑制剂（如环磷酰胺、吗替麦考酚酯、硫唑嘌呤等）或利妥昔单抗。

6）对于有血液系统受累（白细胞减少、血小板减少、贫血）的患者，根据患者情况选择糖皮质激素、丙种球蛋白、免疫抑制剂（如环孢素、他克莫司等）或利妥昔单抗，若合并淋巴瘤，则需要根据淋巴瘤的情况进行相应治疗。

Q: 干燥综合征能不能用免疫增强剂？

干燥综合征不能使用免疫增强剂，相反，治疗干燥综合征通常需要使用免疫抑制剂治疗。一般认为干燥综合征的发病机制是在遗传因素及非遗传因素的影响下，机体固有免疫系统与获得性免疫系统存在异常的、循环往复的刺激，从而导致腺体及腺体外组织内的淋巴细胞异常激活，释放 IFN-γ、IL-17、IL-21 及 B 细胞活化因子等细胞因子，激活免疫通路，产生自身抗体，从而造成组织损伤。干燥综合征患者并非免疫力低下，而是免疫紊乱，尤其以免疫系统异常激活为主，所以治疗干燥综合征通常使用免疫抑制剂，而免疫增强剂可能造成疾病加重或复发。

Q: 干燥综合征会引起甲状腺功能亢进或减退吗?

干燥综合征常伴随着自身免疫性甲状腺疾病，包括 Graves 病和桥本甲状腺炎等，部分患者可以出现甲状腺功能亢进或甲状腺功能减退的表现，血中可检出针对甲状腺抗原的自身抗体，包括甲状腺球蛋白抗体、甲状腺微粒体抗体或促甲状腺受体抗体等。这两类疾病可以同时发生或先后发生。对于干燥综合征患者，定期进行甲状腺功能测定及甲状腺相关抗体的检查很有必要。

Q: 干燥综合征患者出现尿蛋白怎么办?

干燥综合征肾脏损害主要为肾小管间质病变，常表现为远端肾小管酸中毒、肾性尿崩症、肾钙化/结石、低钾血症等。少数患者发生肾小球肾炎，表现为尿蛋白阳性等。当出现尿蛋白时，应首先鉴别尿蛋白来源，如有条件建议行肾脏穿刺以明确病

变性质及活动程度，依据临床表型、病理类型、疾病活动程度指导
用药。

Q: 干燥综合征患者全身乏力怎么办？

乏力是干燥综合征患者最常见的全身表现之一，其发病机制
目前不完全清楚。乏力的干预主要包括药物手段和非药物手段。
但目前临床上并无能够有效缓解乏力的特效药，Ⅱ期临床试验提
示 RSLV-132 可能对缓解乏力有效，目前该临床试验还在进行当
中。非药物手段干预主要包括患者自我教育及体育锻炼。其中多
个高质量的临床试验证实有氧运动及适当的抗阻力训练对机体乏
力症状的改善及情绪的调节具有积极意义。

Q: 儿童干燥综合征出现肾炎怎么办？

儿童干燥综合征肾脏受累主要表现为间质性肾炎和肾小球疾
病。其中间质性肾炎主要表现是肾小管功能障碍，出现远端肾小
管酸中毒。治疗手段目前无明确指南推荐，但仍以治疗原发病为
主，常用糖皮质激素联合免疫抑制剂治疗，同时注意维持水电解
质平衡。在干燥综合征相关肾小球疾病中，膜增生性肾小球肾炎
和膜性肾病最为常见，糖皮质激素和吗替麦考酚酯常作为一线治
疗方案。

Q: 干燥综合征干眼怎么治疗？

眼干是干燥综合征患者最常见的临床表现之一，应定期完善
眼科检查以评估眼部情况。对于轻中症患者，可使用人工泪液、

环孢素滴眼液或含糖皮质激素的滴眼液治疗。如果局部药物疗效欠佳，也可采用泪小点栓塞术治疗。对于存在角膜糜烂、丝状角膜炎等重度干眼症的患者，除上述治疗外，可采取佩戴保湿护目镜、绷带式角膜接触镜等方法进行物理保护，并可联合口服糖皮质激素或免疫抑制剂治疗。

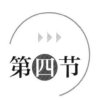

第四节

有关原发性干燥综合征的疑惑

Q: 干燥综合征为什么会出现肺动脉高压？

肺动脉高压在干燥综合征患者中较为少见，部分患者发生肺动脉高压是由于肺动脉发生了血管炎，这类患者可能更容易合并雷诺现象（双手遇冷变白、变紫）或皮肤血管炎。另一类患者由于合并间质性肺炎，换气功能受到影响，血液中含氧量低，刺激肺血管代偿性收缩，如果间质性肺炎控制欠佳，肺血管长期收缩会产生结构性的变化，产生肺动脉高压。

Q: 干燥综合征患者吃药多久会缓解？

干燥综合征临床表现轻重不一，根据合并症状的不同，治疗方法因人而异，缓解时间也有所不同。通常来说，糖皮质激素类药物起效较快，一至数周即可观察到疗效。而免疫抑制剂类药物起效较慢，通常需 3 个月才能观察到疗效。

Q: 干燥综合征能治愈吗？

干燥综合征是一种慢性疾病，目前尚无特异性的根治方法。虽不能完全治愈，但经过规范治疗，大多数症状可以得到很好的控制，也能尽量减少并发症的发生，可做到对生活质量几乎不产生影响。

Q: 干燥综合征会反复发作吗?

干燥综合征在治疗过程中病情确实会有所反复。是否反复发作，与患者的免疫状态、是否接受过规范化的治疗等均密切相关。关注自己的身体状态，定期到医院复查评估病情，遵医嘱规范治疗是避免病情反复发作的重要手段。

Q: 患干燥综合征可能会产生哪些严重后果?

干燥综合征能导致口眼干燥、疲劳和关节疼痛。这 3 种症状存在于超过 80% 的患者中，并且对生活质量产生较大影响，主要是因为致残性疲劳及相关的工作效率下降。

30% ~ 40% 的原发性干燥综合征患者会出现全身性表现，其中包括间质性肾炎、原发性胆汁性胆管炎和间质性肺炎等。与一般人群相比，原发性干燥综合征患者患 B 细胞淋巴瘤的风险显著增加（40 倍）。间质性肺疾病与干燥综合征早期死亡率升高有关，5 年累计死亡率高达 16%。

另外，原发性干燥综合征可表现为各种中枢神经系统受累（脑膜脑炎等），症状类似其他神经系统疾病，使诊断具有挑战性。

Q: 干燥综合征患者怀孕能生出健康的小孩吗?

可以。干燥综合征并非单纯的遗传性疾病，但会受遗传因素的影响，并且由于怀孕的干燥综合征患者女性体内抗体及应用的药物会通过胎盘进入胎儿体内，因此怀孕期间需配合医生治疗。只要患者病情处于稳定状态（6个月以上）、未服药或服用药物剂量最小、停用环磷酰胺等细胞毒药物（6个月以上）、无重要脏器或系统病变并能做到孕期严密随诊时，可进行计划性妊娠。

Q: 干燥综合征患者可以生育吗？有什么风险？

干燥综合征患者可以妊娠。然而，抗SSA/Ro抗体阳性的干燥综合征女性娩出新生儿狼疮婴儿的风险增加。在新生儿狼疮的表现中，最令人担心的是先天性心脏传导阻滞。据估计，抗SSA/Ro抗体阳性的干燥综合征妊娠女性的后代中，患先天性心脏传导阻滞的风险为2%～4%。

Q: 干燥综合征会引起不孕吗？

干燥综合征本身并不影响女性患者的生育能力，但妊娠合并干燥综合征患者的胎盘，可作为靶器官而受到免疫损害，造成胎盘功能障碍，对妊娠产生影响，如出现自然流产、胎儿宫内发育迟缓和早产，尤其是干燥综合征伴发其他自身免疫性疾病（如系统性红斑狼疮）时。

Q: 患干燥综合征必须节制性生活吗？

干燥综合征会影响外分泌腺腺体功能导致黏膜干燥，因此对性生活的影响主要看有无局部的干燥症状，若干燥综合征患者妇

科症状（包括外阴、阴道干燥、瘙痒等）明显则会导致性交痛，
无法正常进行性生活，需要进行局部及系统地治疗。

Q: 干燥综合征的护理措施有哪些？

干燥综合征是以侵犯泪腺、唾液腺为主的多系统慢性炎症性
疾病，一旦确诊需要长期管理。

（1）对于唾液腺功能减退引发的口干，日常护理在于减轻症
状，预防并发症。可通过刺激唾液分泌或使用人工唾液减轻症
状，勤漱口，定期到口腔科检查保健，同时避免吸烟，避免饮用
可加重口干的饮料（如咖啡、酒精等）。

（2）对于泪腺功能受损引发的眼干，日常护理在于缓解症状
及预防眼部损伤。可使用无防腐剂的人工泪液缓解眼部不适症
状；注意用眼卫生，避免长时间看屏幕，多眨眼，有助于保持眼
部湿润；避免冷风或热风直吹，注意维持环境的湿度。定期到眼
科随诊评估眼部病变。

（3）除腺体受累以外，干燥综合征还可以有其他多个系统的
受累，包括运动系统、神经系统、血液系统等，可以有关节炎、
神经炎、抑郁、贫血、白细胞减少等，不过其中很多临床表现都
不危及生命，需重点警惕感染及出血风险，并定期专科就诊。

Q: 干燥综合征患者要吃什么？

干燥综合征患者应建立健康饮食，避免进食含有饱和脂肪、
添加糖和过量钠等容易引发口腔问题的食物，注意饮食清淡；同
时应增加含有 ω–3 脂肪酸及维生素 D 的食物，包括深海鱼类等，

对干燥症状及肌肉症状有益。对于口腔健康严重不良的患者，注意选择柔软、碳水化合物含量高、容易咀嚼的食物。

Q: 干燥综合征患者用什么牙膏、牙刷比较好？

干燥综合征患者唾液分泌减少，易滋生细菌引发龋齿等口腔问题，宜使用软毛牙刷及含氟牙膏，氟化物可有效减少龋齿；建议每日至少刷牙 2 次，同时注意每餐后应用牙线清洁牙缝。

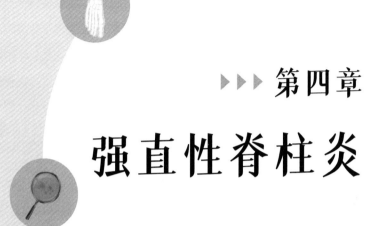

▶▶▶ 第四章

强直性脊柱炎

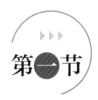

第一节

快速了解强直性脊柱炎

Q: 强直性脊柱炎是很严重的病吗?

　　强直性脊柱炎（ankylosing spondylitis，AS）是一种以侵犯中轴关节为主的慢性炎症性疾病，主要累及骶髂关节、脊柱关节及髋、膝、踝、肩等四肢大关节。其特征性病理变化是肌腱、韧带、骨附着点病变（肌腱端炎）。其患病率为 0.3% ~ 0.5%，好发于青壮年男性。本病有家族遗传倾向，与 *HLA-B27* 基因有较强相关性。患者临床表现可轻可重。

Q: 为什么会得强直性脊柱炎?

　　强直性脊柱炎的病因和发病机制与遗传和环境因素相关。本病有家族聚集倾向，与 *HLA-B27* 基因高度相关，研究表明，*HLA-B27* 阳性的患者一级亲属（指患者的父母、子女）患病率可达 25% ~ 30%。

　　此外，还发现免疫、环境等因素也可导致本病。患者体内发现肠道菌群、多种细胞因子和趋化因子高于正常人，表明免疫因素在发病过程中也起到重要作用。

　　因此，有强直性脊柱炎家族史的人应在日常生活中多加注意，如避免肠道、泌尿系感染，一旦出现此类情况要及时治疗。

Q: 患强直性脊柱炎有什么症状？

（1）强直性脊柱炎受累的关节包括中轴关节（骶髂关节及脊柱关节）和外周关节。

下腰部（骶髂关节）：表现为间断的或持续的腰骶部或臀部疼痛和发僵，常伴随夜间疼痛加重及翻身困难，影响睡眠。晨起时僵硬症状明显，活动后可以缓解，查体可以发现双侧骶髂关节压痛明显。

脊柱、腰椎、胸椎和颈椎：患者常有腰背部疼痛及腰部的活动受限，体检可以发现腰部各方向活动均有不同程度的受限；腰椎脊突压痛阳性，椎旁肌肉痉挛，压痛明显，晚期肌肉萎缩，脊柱完全强直，僵硬如弓，给患者生活和工作带来极大困难。

外周关节：30% ~ 40% 的患者以外周关节受累为首发症状，女性及青少年较常见。外周关节以膝、髋、踝和肩关节受累居多，肘、手及足的小关节偶有受累，呈非对称性；单关节或下肢大关节受累者居多，除髋关节外，其他的外周关节炎常为一过性的，几乎不引起骨质破坏，很少发展为关节变形。髋关节受累者表现为局部疼痛，活动受限，可发展为关节强直，是本病致残的主要原因。

（2）关节外表现：包括急性葡萄膜炎、银屑病和慢性腹泻（临床表现为炎症性肠病）。

Q: 强直性脊柱炎早期症状是什么？

临床上出现以下表现时，应怀疑强直性脊柱炎的可能。

（1）间断的腰背部或臀部疼痛和／或发僵，晨起时僵硬明显；随病情的发展常伴有夜间疼痛加重和翻身困难，影响睡眠，以后发展为持续性疼痛。

（2）不对称的下肢大关节炎或单关节的肿胀和疼痛。发病以膝、踝、足跟和肩关节为常见部位。

（3）肌腱末端炎较常见，如足底筋膜炎和跟腱炎，表现为足跟痛或足底刺痛，也有表现为肘、膝关节周围疼痛。

（4）臀部或腹股沟区痛。

（5）眼睛发红、疼痛，不敢睁眼，眼科诊断为葡萄膜炎、巩膜炎。

（6）骶髂关节和椎旁肌肉压痛阳性，脊柱各方向运动受限。

（7）胸廓扩张范围缩小及颈椎后突。

Q: 强直性脊柱炎患者腰骶酸痛是什么原因?

腰骶酸痛主要是由骶髂关节的炎症导致。强直性脊柱炎患者的炎症因子异常活跃，可导致骶髂关节局部的炎症，所以患者出现腰骶部的僵硬、疼痛。这种症状往往在疾病的活动期出现，疾病进入后期，关节逐渐出现融合和强直，这种疼痛反而会消失。

此外，腰骶部疼痛也可能由卵巢、直肠、盆腔脏器或其他周围组织病变造成，因此并不是所有的腰骶部酸痛都是骶髂关节炎症，需要鉴别。

Q: 骶髂骨疼痛是否就是强直性脊柱炎?

二者并不等同。可造成骶髂关节疼痛的原因有很多，除了强直性脊柱炎外，某些特殊的外伤、经产女性的致密性骨炎、骨骼代谢异常、甲状旁腺功能亢进都可以引起骶髂关节部位的疼痛。有些少见的感染包括结核、布鲁菌病及某些肿瘤性疾病也可引起类似症状。并不是所有骶髂骨的疼痛都是强直性脊柱炎。

Q: 强直性脊柱炎会引起心脏病吗?

强直性脊柱炎可以导致心脏瓣膜病变，也可以导致心脏和大血管的病变，还有导致心脏传导阻滞的报道；最为常见的是由长期疾病活动及非甾体抗炎药的使用导致的心血管事件风险的增高。因此长期使用止痛药物或疾病长期活动的患者需要关注血脂、血压、颈动脉斑块这些心血管疾病风险，进行及时的评估。

Q: 强直性脊柱炎患者一般寿命是多少岁?

国内外大量的研究结果显示，本病一般不影响寿命，有些患者甚至会比同年龄组的健康对照人群的寿命更长，可能与患者更重视健康管理有关。因此，患病并不可怕，重要的是长期规律随诊，规范化治疗。

Q: 强直性脊柱炎能预防吗?

虽然不能改变基因和遗传因素，但是可通过生活方式的改变，尽量减少发病诱因，减缓疾病的发生和发展。此外，乐观积极的心态对延缓疾病的发生、发展也是有益的。对于确诊患者的后代，如果没有出现临床症状，不建议进行 *HLA-B27* 的检查，避免不必要的焦虑。

Q: 强直性脊柱炎和未分化脊柱关节炎一样吗?

二者还是有差别的。有些患者临床高度怀疑强直性脊柱炎，但尚未满足 1984 年修订的纽约标准，也不满足 2009 年国际脊柱关节炎评估工作组（ASAS）关于中轴型脊柱关节炎的分类标准时，医生会给患者诊断为"未分化脊柱关节炎"。这类患者可能是处于疾病的更早期，需要在临床随访中加以明确。

Q: 儿童也会得强直性脊柱炎吗?

与成人一样，儿童也可能会患有此类疾病。但在儿童中，更常用的诊断名词是"幼年特发性关节炎"，而不是"强直性脊柱炎"。

Q: 强直性脊柱炎会遗传吗?

强直性脊柱炎具有遗传的可能，但并不是患者的子女都会发病。强直性脊柱炎患者如果携带 *HLA-B27* 基因，该基因有 50% 的机会传给其子女，但即使子女携带了 *HLA-B27* 基因，并不是全部都会发病，有相当比例的此类人并不发病。对于 *HLA-B27* 阳性患者的子女，如果没有腰背痛及关节肿痛的症状，建议不要盲目检查 *HLA-B27* 基因，避免不必要的焦虑。

Q: 强直性脊柱炎挂什么科?

强直性脊柱炎一般到风湿免疫科就诊。目前我国的风湿病专科已经普及到县级医院，但仍有相当多的患者首次就诊于骨科或中医科。本病一经确诊，应该到风湿免疫科规律随诊，进行慢病管理，长期规范的随访有助于减少患者致残率，获得更好的治疗效果。

第二节

强直性脊柱炎的确诊方法

Q: 强直性脊柱炎早期如何自测?

对于有腰背痛的年轻人,或者在 45 岁以前发病的、具有慢性腰背痛特点的人来讲,如果这种腰背痛在活动后减轻,在休息或长时间姿势保持不变后加重,具有晨起僵硬、夜间疼痛加重、翻身困难等特征,那么建议这类患者到风湿免疫科进行系统检查,以明确是否患有强直性脊柱炎。

Q: 强直性脊柱炎的诊断标准是什么?

目前临床上常用的诊断标准有 2 个。

1. 诊断标准一:1984 年修订的纽约标准,该标准主要内容如下。

(1)临床标准

1)腰痛发僵 3 个月以上,活动改善,休息无改善。

2)腰椎额状面和矢状面活动受限。

3)胸廓活动度低于相应年龄、性别的正常人。

(2)放射学标准

1)双侧骶髂关节炎≥ 2 级或单侧骶髂关节炎 3 ~ 4 级。

（3）诊断标准

1）肯定强直性脊柱炎：符合放射学标准和1项以上临床标准。

2）可能强直性脊柱炎：①符合3项临床标准；②符合放射学标准而不具备任何临床标准（应除外其他原因所致骶髂关节炎）。

2. 诊断标准二：2009年国际脊柱关节炎评估工作组（ASAS）关于中轴型脊柱关节炎的分类标准，该分类标准主要包括以下几点。

（1）腰背痛持续至少3个月，发病年龄小于45岁的患者，若符合以下任何1条标准，即可诊断中轴型脊柱关节炎（SpA）（原型为强直性脊柱炎）。

（2）有影像学结果时：如患者影像学提示骶髂关节炎并有≥1个SpA临床特征者。

（3）无影像学结果时：如患者*HLA-B27*阳性并有≥2个其他SpA临床特征者。

（4）SpA临床特征包括：①炎性下腰背痛；②关节炎；③肌腱端炎（足跟）；④葡萄膜炎；⑤指（趾）炎；⑥银屑病；⑦克罗恩病/溃疡性结肠炎；⑧对NSAIDs治疗反应好（用药后24~48小时疼痛完全消失或明显改善）；⑨有SpA家族史（指一代或二代亲属患有AS、银屑病、急性葡萄膜炎、反应性关节炎、炎症性肠病中的任一种疾病）；⑩*HLA-B27*阳性；⑪C反应蛋白升高。

Q: 强直性脊柱炎应该怎么做检查?

临床上，强直性脊柱炎患者应该规律随访，而不是病情好转即停止治疗。因为相当多的患者病情变化早于临床表现，也就是说有些患者可能在自己感觉不明显时已经出现病情复发的先兆。因此，要早期发现"端倪"早期进行调整，及时改变治疗方案，用最小的代价达到病情稳定，最大限度地改善预后。那么，患者应该怎样做检查呢？

一般来讲，最常规的检查就是每 3 个月检查血沉、C 反应蛋白；对于服药的患者最好再加上血尿常规和肝肾功能检查。这些检查不一定要到三甲医院，在家附近的医院就可以。带着检查结果到风湿病中心就诊是最为方便快捷的。

此外，医生还需要评估患者脊柱和关节疼痛的性质、程度和持续时间，这些是需要通过面诊完成的。尽管目前互联网医疗已经如火如荼地开展，但是常规面诊是不能替代的。

Q: 什么是血清阴性脊柱关节炎?

很多医生给患者的诊断是"血清阴性脊柱关节炎"而不是强直性脊柱炎。这种情况可能的原因是患者处于疾病的早期，或者尚未达到诊断标准而又高度怀疑本病时才会给出类似诊断。应该说"血清阴性脊柱关节炎"是更广泛的概念，包含的疾病种类更多，但是其与强直性脊柱炎的治疗原则和方向是类似的。

Q: 强直性脊柱炎需要抽血化验吗?

在诊断阶段，患者需要检查 *HLA-B27* 基因、多种关节炎相关的自身抗体、血沉等炎症相关指标来帮助进行确诊。

　　一旦明确诊断，患者需要规律随访。一般来讲，复诊最常规的检查就是每 3 个月检查血沉、C 反应蛋白，对于服药的患者最好再加上血尿常规和肝肾功能。

Q: 强直性脊柱炎会引发尿酸高吗?

　　不会，这是两种完全不同的情况。但有些患者会合并存在这两种病症，即强直性脊柱炎的患者伴发高尿酸或痛风。痛风也表现为关节肿痛，但一般来说多数有饮食诱因，包括饮酒、吃海鲜等，随后出现下肢单个关节的急性红肿疼痛，多数患者发作时间持续 1 ~ 2 周就会好转。而强直性脊柱炎的关节肿痛多数持续时间较长，而且没有明显高嘌呤饮食诱因。一旦出现痛风发作还是建议专科就诊，定期检测血尿酸。

第三节

强直性脊柱炎的治疗方法

Q: 强直性脊柱炎会自愈吗？

强直性脊柱炎不会自愈。但部分患者在疾病刚刚开始的阶段病情进展较慢，甚至有些患者第 1 次发作缓解后有多年的无症状期。这些患者并不是疾病得到自愈，而是本病的自然过程。

Q: 治疗强直性脊柱炎最先进的药物是什么？

当前，多种新型药物用于治疗强直性脊柱炎，其中最重要的治疗进展是生物制剂的应用。相当多的生物制剂已经应用于临床，处于研发阶段的也占相当的比例。这些生物制剂都是针对强直性脊柱炎的炎症通路，靶向其中的关键分子，进行有针对性的抑制，目前已上市的生物制剂都取得了较好的临床效果。

目前国内外指南推荐较多的生物制剂如下。

（1）肿瘤坏死因子抑制剂（包括依那西普、英夫利昔单抗、阿达木单抗、戈利木单抗、赛妥珠单抗等）。

（2）IL-17A 抑制剂（包括司库奇尤单抗、依奇珠单抗等）。

（3）JAK 抑制剂（托法替布、乌帕替尼等）。

仍有上述作用机制的生物制剂尚在进行临床研究，期待更多的新药会使患者获益。

Q: 如何选择适合自己的生物制剂？

对于强直性脊柱炎患者来说，当疾病活动，腰背痛及晨僵症状明显时，在医生的指导下，都可以使用生物制剂。生物制剂是近年来本病治疗领域最大的进展。一般来说当腰背痛和晨僵症状明显，外周关节肿痛严重，或者出现了严重的关节外表现（包括反复发作影响视力的虹膜睫状体炎、严重的炎症性肠病等情况）时，可以考虑生物制剂。但是临床情况多种多样，患者需要进行个体化治疗。有些患者，尤其病程长、已经出现韧带骨赘，需要风湿免疫科医生进行个体化的判定，是否启用生物制剂。

生物制剂的种类较多，如何选择是治疗时的关键问题。一般而言，各个生物制剂对控制疾病活动都是有效的，关键是选对适合的时机。在合并反复发作的虹膜睫状体炎或伴有炎症性肠病的患者中，适合选用单抗类的肿瘤坏死因子抑制剂；在伴有银屑病皮疹的患者中适合选用 IL-17A 抑制剂。但患者临床情况都有独特之处，需要风湿免疫科医生进行个体化指导。

Q: 生物制剂换着使用效果会更好吗？

生物制剂使用之后，大多数患者会达到疾病活动的减轻或缓解。当达到疾病缓解后，目前临床推荐需要一定时间的维持和巩固治疗，每位患者的治疗时间都不同，目前也没有任何治疗指南给予具体的规定。一般来说根据患者个体的病情特点进行维持和巩固治疗，有些巩固治疗时间为 3 个月，有些为 6 个月，有些甚至更长时间。维持和巩固治疗阶段之后，根据病情可以尝试减量。上述过程一般不会换用其他生物制剂，除非出现临床疗效不佳的情况，专科医生会根据可能的原因换用其他生物制剂。当然，有些患者生物制剂维持治疗时间较长，稍微减量就有症状发生，当出现这种情况时，还是需要定期随诊，跟医生讨论一个最适合自己的治疗方案，尽量避免那种"疼了就打一针"的情况。

Q: 没有症状出现，是否可以停用柳氮磺吡啶和塞来昔布?

这两种药物都是临床常用的口服药。其中塞来昔布属于非甾体抗炎药（NSAIDs），其他常用的非甾体抗炎药还包括美洛昔康、双氯芬酸、洛索洛芬等。这些 NSAIDs 药物对强直性脊柱炎有很好的抗炎止痛效果。当病情初步控制，腰背痛缓解，平时没有症状时，NSAIDs 药物可以改为按需服用，即跟进有无腰背痛或其程度服药，从而最大限度减少不良反应，达到最小有效量、短疗程使用 NSAIDs 的目的。需要向患者说明的情况是，持续足量的 NSAIDs 对于缓解病情和控制新骨形成的发生是优于按需和间断服药的，但是不良反应方面却是相反。因此，需要根据具体病情，请风湿免疫科医生提供个体化的治疗方案。

关于柳氮磺吡啶，该药物尽管在最新的国际指南中并没有推荐用于中轴型脊柱关节炎，但确实是传统指南和临床医生指导下的常用口服药。一般而言，临床医生对于病情达到缓解、没有腰背痛症状的患者，也可以根据病情选择继续服用柳氮磺吡啶进行巩固治疗，但具体的剂量和疗程要依据具体情况而定。

Q: 生物制剂是最好的治疗方案吗？

目前，强直性脊柱炎最新的治疗进展集中在生物制剂方面。但就患者个体而言，最适合自己病情的才是最好的治疗办法。一般来说，对于症状相对较轻、病程不长、炎症指标不太高的患者可以使用非甾体抗炎药口服；而对于症状重、炎症指标较高的患者可以考虑使用生物制剂。总之，并非所有患者都适合使用生物制剂，具体药物选择还是应该根据风湿免疫科医生建议。

Q: 强直性脊柱炎要不要手术？

强直性脊柱炎的手术治疗需要严格把握适应证，到专业的骨科中心进行判断。一般来说，患者常常遇到髋部手术和脊柱手术的问题。对于双髋关节疼痛，并且髋关节间隙明显狭窄或融合，以及髋关节骨破坏明显的患者，推荐到专业的骨科中心，考虑和评估进行关节置换。对于脊柱手术也应该到专业的骨科中心充分评估必要性和风险后再进行。

尤其值得关注的是，相当多的患者在进行充分内科治疗后，关节症状和功能可出现明显改善，这种情况下还是应该以内科药物治疗为主。此外，即使进行了外科手术，非手术部位也常常存在疾病活动，这种情况下也应该进行充分的药物治疗，避免其他部位畸形。

Q: 强直性脊柱炎能进行按摩吗？

一般情况下患者可以进行按摩，包括关节、肌肉的按摩，但是需要注意按摩的力度和部位。强直性脊柱炎患者有可能出现关节间隙的狭窄、强直，如果过度地进行按摩，可能会损伤关节结构，所以不能过度进行按摩。

Q: 女性患者备孕期是否可以继续服药？

尽管各种生物制剂的说明书明确提到建议怀孕之前停用药物，但是目前国内外权威指南有对孕期或备孕期用药的指导。

其中肿瘤坏死因子抑制剂类，可以在备孕期及孕早期使用，尤其是依那西普，但是在孕中后期，单抗类肿瘤坏死因子抑制剂（包括阿达木单抗、戈利木单抗及英夫利昔单抗）需要慎用或停用。

赛妥珠单抗因为使用了聚乙二醇化技术，基本很少透过胎盘，因此赛妥珠单抗在备孕期及孕期可以考虑使用。

其他作用机制的生物制剂，包括 IL-17A 抑制剂或靶向小分子药物 JAK 抑制剂，由于目前大样本数据不足，目前的指南没有特别推荐。

在孕中后期建议不要使用非甾体抗炎药，甲氨蝶呤及来氟米特等慢作用药物由于对胎儿有致畸性，妊娠期需要停用。

糖皮质激素，例如泼尼松，小剂量时药物很少通过胎盘，因此必要时可以在孕期使用。

Q: 哺乳期用药影响孩子发育吗？

目前可以比较安全的用于哺乳期的生物制剂主要是赛妥珠单抗，绝大多数生物制剂的说明书会提示哺乳期女性禁用或慎用。尽管如此，生物制剂即使能通过乳汁分泌，婴儿受乳后通过乳汁分泌的生物制剂也会被消化道分解，机制上很少作用于婴儿。因此，有些国外指南认为大多数生物制剂哺乳期是可用的。

口服药方面，甲氨蝶呤及来氟米特等慢作用药物，哺乳期禁用，绝大多数非甾体抗炎药的说明书上也是哺乳期禁用，但是有些国外指南允许止痛药（COX-2 抑制剂除外，例如塞来昔布）在哺乳期应用，也允许柳氮磺吡啶在哺乳期应用。但是建议患者如果遇到这类情况，一定要与专科医生商量后再决定。

孕晚期使用肿瘤坏死因子抑制剂类的生物制剂，可能会影响新生儿疫苗接种，建议孕晚期使用该类药物的患者，在婴儿出生后 5 个月内不要接种活疫苗。

只要科学规范用药，多数患者可以做到治疗和哺乳二者兼顾。

Q: 青年男性患者怎样降低遗传概率？

在部分的国外指南中，男性患者在备孕期使用生物制剂、止痛药及柳氮磺吡啶是可以接受的治疗选择。但药物说明书并没有做明确的说明，临床实践中具体如何操作，应该以主管医生的判断为主，患者也应参与治疗决策。

强直性脊柱炎的易感基因主要是 *HLA-B27*，在形成后代的过程中，这个基因是否进入后代是无法人为干预的，其不受治疗、饮食及环境因素的影响，尚没有可以对抗的方法，也没有相关疫苗。但是，强直性脊柱炎患者的后代可以通过尽量减少疾病发生诱因的手段来降低患病风险，包括饮食卫生；尽量避免或减少细菌性感染；尽可能减少感染的发生，避免大运动量、高强度的对抗性体育训练等。

总之，我们虽然不能改变基因和遗传，但是通过生活方式的改变，尽量减少诱因，可减缓疾病的发生和发展。此外，乐观积极的心态对延缓疾病的发生也是有益的。对于确诊患者的后代，如果没有临床症状，不建议进行 *HLA-B27* 的检查，以避免不必要的焦虑。

Q: 腰背痛怎么办？

疼痛往往跟疾病活动有关，腰背痛越重、血沉及 C 反应蛋白越高往往代表疾病活动程度较高，此时应该立即到医院就医，进行详细的检查。疾病高度活动时应该采取积极的治疗措施，不要错过治疗时机。这种情况下，患者还需要在医生的帮助下准确判断疼痛是否是由强直性脊柱炎活动引起的，原因明确后再进行针对性地治疗。

Q: 强直性脊柱炎压迫神经怎么办？

该病如果出现与疾病活动程度不相符合的过电式、针刺式疼痛，应该想到神经压痛。此时首先应该去神经内科会诊，协助明确疼痛的性质并进行神经定位，进一步明确是否有神经受压、压迫的位置和原因。在某些情况下，还需要骨科会诊，明确是否有局部韧带骨赘的骨折或损伤，是否需要外科手术干预。

Q: 骶髂关节已经强直了，怎么办？

骶髂关节由髂骨与骶骨的关节面构成，关节面扁平，对合非常紧密，周围还有许多强的韧带加固，因而骶髂关节活动性很小，主要的功能在于支持体重和传递重力，活动度不大。有些健康老年人也会出现部分骶髂关节面融合，关节活动功能部分消失。因此，即使骶髂关节出现强直，对患者的直立和日常生活影响不大，仅可能会对某些特殊的强运动出现不适。

此外，对于女性，骶髂关节是分娩胎儿的骨产道的一部分，骶髂关节完全强直可能对阴道分娩会产生影响。

当骶髂关节出现完全强直后，即使使用了生物制剂，也不能完全可逆；但是当局部炎症减轻后，一部分患者由于疼痛和炎症减轻，骶髂关节的活动度也会增加。

Q: 颈部僵硬是强直引起的颈动脉变化吗？

颈部僵硬，活动后减轻，大多还是与病情活动有关，或者由韧带骨赘所致，通常不是强直引起的颈动脉变化。

强直性脊柱炎有增加心血管疾病的风险，但是多数心血管疾病风险是与长病程和疾病控制不佳有关，容易出现在长期病情活动的患者中。因此，如果疾病得到了及时的诊断和控制，不必过于担心心血管事件的出现。

此外，颈动脉硬化或斑块早期没有症状，更不会有颈部僵硬。这种颈动脉的病变，可以通过简单的颈动脉超声被早期发现，如果及时发现和干预，不会对患者产生严重影响，因此患者无须过于担心。

Q: 脚后跟长期肿胀，有没有特别有效的治疗方法？

强直性脊柱炎患者可能出现跟腱和足跟受累，这种疼痛或肿胀在运动或劳累后或许加重。这种现象与强直性脊柱炎的附着点炎症有关。如果患者出现了足跟痛，或者足跟肿胀应该及时就医，进行简单的关节超声检查，辅助必要的血液检查，就可以发现关节局部的炎症。如果确定是足跟的附着点炎症或肌腱炎，那么与本病的活动是有相关性的。

这类患者，建议及时就医，进行药物治疗干预，如果任其发展，除了局部症状会进一步加重，相当比例的患者也会出现其他部位炎症或疼痛。长期的肌腱附着点炎症还可导致附着处的骨侵蚀及韧带钙化。因此，患者如果出现了这种情况应该及时就医，及时干预，使关节消肿，疼痛缓解，总之应该避免长期任其足跟肿痛。

Q: 运动对强直性脊柱炎是否有益？脊椎已经融合的患者可以跑步和跳绳吗？

体育锻炼对强直性脊柱炎患者有很多好处，可以促进血液循环，达到减少局部和全身炎症、减轻腰背痛和晨僵症状的目的。坚持功能锻炼，对于防止强直的发展也可能具有一定的作用。但是，实际操作过程中，一定要注意锻炼的强度。如果锻炼后半天甚至1天后相关部位仍有疼痛，可能是锻炼强度过大，需要适当降低锻炼强度。

此外，强直性脊柱炎患者不宜进行激烈的、强对抗性的负重锻炼，更适合非负重的、有氧的锻炼方式。

已经出现明显的脊柱韧带骨赘和融合的患者，更要注意锻炼过程中的自我保护，防止跌倒和受伤，避免韧带骨赘的骨折和损伤。这类患者，如果进行跑步和跳绳等运动，适合缓和的、慢节奏的，不宜运动量过大或频度过快，自我感觉舒适即可。

Q: 强直性脊柱炎患者如何运动？

长期规律的运动可以促进血液循环、调节血脂，降低心血管风险，也可以改善体质、心情和睡眠等。对于强直性脊柱炎患者而言，坚持运动锻炼可以减少关节晨僵时间，维持脊柱关节的功能，避免关节强直；同时也可以增强肌肉力量，保持胸廓活动度，预防关节畸形，提高日常生活能力及生活质量。

（1）运动原则

1）急性期：急性期以卧床休息为主，限制受累关节活动，保持关节功能位；病情允许情况下，可以做一些主动和被动的扩胸运动，防止关节发生僵硬和变形。

2）缓解期：缓解期尽早开始进行运动锻炼，运动前进行准备活动，如适度的关节按摩、屈曲、伸展、内外旋转、原地踏步等；运动后进行放松活动，如慢走、深呼吸等。

（2）运动方式

运动方式的选择因人而异，主要以能够活动关节、不增加关节负担的运动为主，同时可结合自身的兴趣爱好、生活环境等，以利于长期规律坚持，从而达到运动的目的。

1）姿势的训练：保持脊柱关节正常的功能状态，降低脊柱关节变形、侧弯风险，包括站姿、坐姿、睡姿的训练。

站姿训练：枕后、双肩、臀、双足跟尽可能紧靠墙面，维持在一平面线，目视前方，下颌微收，双手自然下垂。每天 2 ~ 3

次，每次 10 ～ 20 分钟。

坐姿训练：日常生活工作中建议选择直角硬座椅，腰背挺直。

睡姿训练：睡眠时选择硬板床，枕头不宜过高（不超过 10 cm 高度）。每天可进行 2 ～ 3 次的"侧卧位梨状肌舒缩锻炼"，侧卧位，上腿向上、向外抬高，维持 2 ～ 3 分钟，双腿交替进行，重复 5 ～ 10 次。

2）关节活动锻炼：保持肌肉关节的运动幅度，提高关节柔韧性，减轻僵硬、肿胀、疼痛，降低关节融合风险，可进行局部及全身锻炼。

颈部旋转运动：选择站姿或坐姿，双足分开与肩同宽，双手叉腰进行深呼吸，并进行颈部的低头屈曲、仰头后伸，左右旋转及 360° 顺时针及逆时针旋转。每天可进行 2 ～ 3 组，每组进行 10 ～ 20 次。

腰椎锻炼：双足分开、与肩同宽，双臂向前平举，尽可能向上伸直，恢复后向下弯曲，尽可能用手指触碰足背，恢复原位；双臂上举伸直，两手交叉，分别向左侧、右侧连续下压 2 次，恢复原位。每天可进行 2 ～ 3 组，每组进行 10 ～ 20 次。

扩胸运动：双足与肩同宽，进行扩胸运动，每次可重复进行 10 ～ 20 次。

呼吸锻炼：腹式呼吸锻炼，用鼻子吸气，使胸廓隆起，用嘴缓慢呼出，然后放松。重复上述动作 10 次为一组，每日 2 ～ 3 组。

髋关节外展运动：站立，双手叉腰，左右腿交替向后、向外展 10 ～ 20 次。

3）有氧运动：为了提高心肺功能及总体健康水平，每周可进行 2 ~ 3 次有氧运动，每次 20 ~ 40 分钟，如游泳、走路、快步走、自行车、瑜伽、太极拳等。

运动是强直性脊柱炎患者治疗中不可缺失的一部分，每个患者都应该重视自身的运动，选择适合自身的运动方式，长期规律坚持，从而可改善病情，维持关节功能，提高生活质量。

▶▶▶ 第五章

IgG4 相关性
疾病

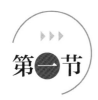

第一节

快速了解 IgG4 相关性疾病

Q: 什么是 IgG4 相关性疾病?

IgG4 相关性疾病正式命名距今仅十余年,对大众而言是一种名副其实的罕见病。2003 年,日本学者首次提出"IgG4 系统性疾病"的概念,并认为该疾病与 IgG4 阳性浆细胞密切相关。2010 年,*Autoimmun Rev* 杂志发文将此类疾病正式命名为"IgG4 相关性疾病"。

IgG4 相关性疾病是一种几乎可以影响任何器官系统,出现慢性、进行性炎症,并伴随着组织淋巴细胞和浆细胞浸润并分泌 IgG4,进而导致不同程度纤维化的疾病。其常见表现包括唾液腺和泪腺肿大、眼眶疾病、自身免疫性胰腺炎和腹膜后纤维化等。

Q: IgG4 相关性疾病是什么原因引起的?

IgG4 相关性疾病的确切病因尚不完全明确,但有越来越多的证据表明,本病的发生与自身免疫异常有关。B 淋巴细胞和 T 淋巴细胞,尤其是 $CD4^+$ 和滤泡辅助性 T 细胞在疾病的发生中发挥重要作用。有趣的是,基于目前的研究,学术界的一个共识是 IgG4 本身并不致病,血清和组织中的 IgG4 水平升高很可能是一种附带现象，甚至可能存在抗炎作用。

Q: IgG4 相关性疾病有什么症状？

IgG4 相关性疾病可累及一个或多个器官，几乎所有器官系统均可出现受累。有研究表明，六成以上的 IgG4 相关性疾病患者可出现多器官受累。本病在不同患者身上可以表现出很强的异质性，通俗来说就是，不同的 IgG4 相关性疾病的患者在受累部位及临床表现方面，可以呈现出完全不同的特征。患者常见表现为受累器官出现肿块（如眼眶假瘤、类似肾细胞癌的肾脏肿块、肺部结节等）或器官（例如胰腺）的弥漫性增大。根据受累部位不同，患者的症状也千差万别。

举例来说，在胰腺受累出现 IgG4 相关性自身免疫性胰腺炎时，患者除可出现间断上腹痛、皮肤巩膜黄染表现外，还可造成胰腺外分泌功能不全，出现消化不良、脂肪泻；而在腹膜后纤维化的患者中，慢性炎症和纤维化病变可能累及输尿管，进而导致尿路梗阻，出现肾积水。此外，在 IgG4 相关性疾病的患者中，淋巴结增大也较为常见。而将近一半的患者还可伴发哮喘或过敏症状。

IgG4 相关性疾病的诊断

Q: 得了 IgG4 相关性疾病需要做哪些检查?

实验室检查方面,罹患 IgG4 相关性疾病后可出现血嗜酸性粒细胞升高、免疫球蛋白 IgG 升高和总 IgE 升高。本病最为特征性的血清学异常是 IgG4 亚类显著升高(> 1350 mg/L)。

影像学方面,通过超声、CT 或磁共振成像检查可发现不同受累部位脏器肿大或压迫的表现。由于 IgG4 相关性疾病发病隐匿,早期部分受累部位可无相应的临床症状及体征,近年来 ^{18}F–FDG–PET/CT 在诊断中的应用逐渐受到关注。这一检查有助于早期发现潜在病灶,亦可用于评估病变活动性和治疗反应。

IgG4 相关性疾病的确诊依赖受累脏器的组织病理学检查,特征性的病理改变包括:①大量淋巴细胞浸润,可形成淋巴滤泡,IgG4 阳性浆细胞浸润;②可伴随组织席纹状纤维化及硬化;③闭塞性静脉炎。

Q: IgG4 相关性疾病的诊断标准是什么?

IgG4 相关性疾病的临床表现复杂多样,其诊断有赖于临床表现、血清学、影像学和组织病理学特征。此外,还需要与血液系统和实体肿瘤、慢性感染、其他风湿免疫病（如干燥综合征等）进行鉴别。目前 IgG4 相关性疾病诊断时较为广泛参考的标准包括 2011 年日本制定的诊断标准及 2019 年美国风湿病学会和欧洲抗风湿病联盟共同制定的分类标准。而在特定器官受累时，亦可参考不同专科制定的特异性器官受累的诊断标准。

2011 年日本制定的 IgG4 相关性疾病诊断标准是最早的综合性分类诊断标准，与较为复杂的 2019 年标准相比，这一标准更加简单易用，因此仍是迄今为止临床应用最为广泛的标准（表5-1）。IgG4 相关性疾病必须与累及脏器的肿瘤（如淋巴瘤、淋巴癌）相鉴别，与类似疾病如干燥综合征、原发性硬化性胆管炎、Castleman 病、继发性腹膜后纤维化、肉芽肿性多血管炎、结节病、变应性肉芽肿性血管炎等相鉴别。

表 5-1　2011 年日本制定的 IgG4 相关性疾病综合诊断标准

（1）	临床检查显示 1 个或多个脏器特征性的弥漫性或局限性肿大或肿块形成
（2）	血清 IgG4 升高（>1350 mg/L）；
（3）	组织病理学检查显示： 1）大量淋巴细胞和浆细胞浸润，伴纤维化； 2）组织中浸润的 IgG4 阳性浆细胞 /IgG 阳性浆细胞比值 >40%，且每高倍镜视野下 IgG4 阳性浆细胞 >10 个

注：符合上述 3 条标准，可确诊。符合上诉标准（1）+（3）为可能诊断；符合上诉标准（1）+（2）为可疑诊断。

第三节

IgG4 相关性疾病的治疗

Q: IgG4 相关性疾病的常规诊疗流程是怎样的?

IgG4 相关性疾病的常规诊疗流程如图 5-1、图 5-2 所示。

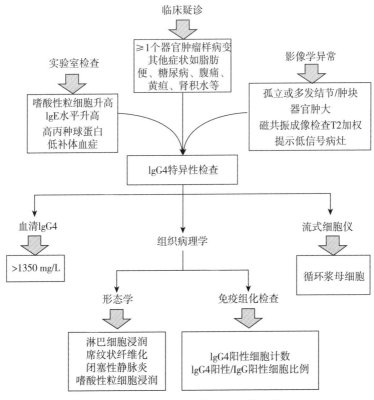

图 5-1　IgG4 相关性疾病诊断流程

113

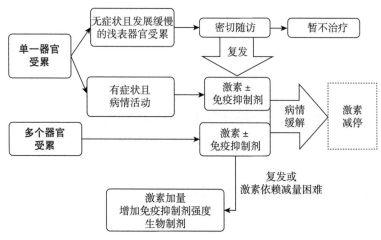

图 5-2　IgG4 相关性疾病治疗流程

Q: 得了 IgG4 相关性疾病怎么治疗?

　　IgG4 相关性疾病的治疗强调个体化。简单来说，就是每位患者都有自己的受累模式和疾病特征，因此是否需要施治要根据个体情况而定。而一旦开始治疗，在治疗强度、所用药物和疗程方面，也均有所不同。目前认为，有症状且病情活动的患者均需接受治疗，特别是存在胰腺、胆道、肺、肾脏、中枢神经系统等重要脏器受累时；而对无症状且发展缓慢的浅表器官受累，如淋巴结肿大者，可采取"观察等待"的策略，密切观察随访，待有明显症状时可启动治疗。

　　本病的治疗目标是减轻炎症、维持疾病缓解、保护脏器功能，并尽量减少治疗带来的不良反应。

　　总体来讲，本病治疗可分为诱导缓解和巩固维持两个阶段。用药方面，糖皮质激素是 IgG4 相关性疾病治疗的基石和公认的一线治疗用药。糖皮质激素联合免疫抑制剂治疗相较糖皮质激素单药治疗而言，更有利于控制疾病、减少复发。常用的免疫抑制剂包括环磷酰胺、吗替麦考酚酯、硫唑嘌呤、甲氨蝶呤、来氟米特、艾拉莫德、环孢素和他克莫司等。对于难治性或复发性疾病患者，近年来生物制剂如 CD20 单克隆抗体也已作为重要的二线治疗药物选择。

Q: 血清 IgG4 升高的临床意义是什么?

血清 IgG4 水平升高可见于绝大多数 IgG4 相关性疾病患者，且与受累器官数量和疾病反应指数评分呈正相关。有效治疗后血清 IgG4 水平下降，可在一定程度上反应炎症的控制程度。因此，血清 IgG4 曾经一度被认为是评估疾病活动度和判断疗效及预后的重要指标。

然而，随着研究的深入，近年来发现血清 IgG4 水平升高并不是 IgG4 相关性疾病的"专利"。一方面，除 IgG4 相关性疾病外，还可见于肿瘤、慢性感染、过敏性疾病等多种其他疾病；另一方面，并非所有 IgG4 相关性疾病患者均可出现血清 IgG4 的水平升高。部分患者血清 IgG4 水平可正常。因此，该指标既不能作为 IgG4 相关性疾病诊断的充分条件，也不是必要条件。

但是，在与临床特征、影像学及病理检查结果相结合时，血清 IgG4 水平仍对疾病的诊断具有较高价值，因此这一检测仍具有十分重要的临床意义，可作为疾病筛查的重要指标。

在接受治疗后的随访期间，几乎所有患者在病情得以控制后，血清 IgG4 水平均较前显著下降。然而，仍可有相当比例的患者，尤其是治疗前基线水平较高的患者，血清 IgG4 无法降至正常。此外，维持治疗期间的单次 IgG4 水平升高并不预示疾病复发，但持续进行性升高者存在较高的复发风险，需密切监测。

Q: IgG4 相关性疾病能自愈吗？

IgG4 相关性疾病的异质性强，患者个体差异大。少数患者可呈自愈倾向，但大多数患者病程呈逐渐进展的趋势，虽然多数患者对糖皮质激素治疗反应良好，但糖皮质激素减量后复发风险较高。

Q: IgG4 相关性疾病会遗传吗？

IgG4 相关性疾病的发生是遗传易感风险和多种环境因素（如某些特殊感染）共同作用下，导致自身免疫失衡的结果。具有某些遗传背景的人群更加容易发病，因此存在遗传倾向。然而本病的发生是多种因素共同参与所致，遗传只是其中的一个环节。因此，与单基因病的孟德尔遗传方式不同，只能说 IgG4 相关性疾病患者的后代罹患疾病的风险较健康者的后代高，而非一定发病。

▶▶▶ 第六章

ANCA 相关性血管炎

Q: ANCA 是什么意思?

ANCA 是指抗中性粒细胞胞浆抗体。ANCA 具体是什么呢? 通俗地说，就是以人体血液中白细胞为靶向的自身抗体。其最初被发现于原发性小血管炎患者的血清中，随着对 ANCA 研究的深入，与之相关的疾病越来越多，ANCA 阳性并不一定意味着血管炎。某大学人民医院的余洁博士在观察中就发现，大多数活跃的 ANCA 相关性血管炎患者都有 ANCA，但 ANCA 也可以在患有其他自身免疫性疾病和 / 或传染性疾病的患者中找到，如系统性红斑狼疮、感染、肿瘤和炎症性肠病等患者体内都存在 ANCA。

临床检测 ANCA 对相关疾病的诊断、鉴别诊断、分型、病情监测及预后判断等具有重要的临床意义。

Q: 什么是 ANCA 相关性血管炎?

ANCA 相关性血管炎也就是抗中性粒细胞胞浆抗体相关血管炎。该病是一类相对罕见的疾病，每百万人中有 200 ～ 400 例。因为中文的疾病名称比较长，且略显拗口，故常常称其为 ANCA 相关性血管炎。

Q: ANCA 相关性血管炎的临床表现有哪些?

ANCA 相关性血管炎的临床表现十分多样，这就使早期发现和诊断比较困难。ANCA 相关性血管炎可以有鼻炎、鼻窦炎、耳聋或癫痫症状;可以表现为咳嗽、咳血、呼吸急促和 / 或低氧血症，可以存在肺结节和空洞，或间歇性肺病;神经系统最常见的表现为外周神经受累;脑膜炎、脑血管炎也可能发生;皮肤可有皮疹；肾脏损害可导致血尿、蛋白尿和血清肌酸水平升高。其他不太常见的表现包括心肌炎、肠炎 / 结肠炎。血管炎的临床表现经常缺乏特异性，与肿瘤、感染、其他风湿性疾病的表现相似；血管炎疾病间临床表现可以重叠。

Q: ANCA 相关性血管炎包括哪些疾病？

ANCA 相关性血管炎攻击多器官系统的中小血管，尤其常见的是鼻窦、肺和肾受累。这类疾病包括肉芽肿性多血管炎（GPA）、显微镜下多血管炎（MPA）和嗜酸细胞性肉芽肿性多血管炎（EGPA）。上述疾病影响小血管及中等血管，多与 ANCA 相关，具有共同的临床、病理特征。ANCA 常见类型为针对抗中性粒细胞胞浆抗原 – 蛋白酶 3（PR3）和髓过氧化物酶（MPO）的抗体。

Q: ANCA 相关性血管炎的病因有哪些？

ANCA 相关性血管炎是怎么得的呢？这个问题比较复杂。有大量科学家进行了包括遗传、环境和传染性因素的研究。全基因组关联研究确定了几个遗传关联，包括主要组织相容性复合物（MHC）和非 MHC 遗传学。但 ANCA 相关性血管炎不是遗传病，只是与遗传有关。

除了遗传关联外，ANCA 相关性血管炎患者还与一些环境暴露（如吸烟、接触二氧化硅粉尘）有关。这类人群发病率较常人高很多。同时，人们长期以来也一直认为感染在引发疾病活动方面起着一定作用，如金黄色葡萄球菌的感染与肉芽肿性多血管炎患者的复发率较高有关。

Q: ANCA 相关性血管炎如何诊断?

目前国内、国际均有相关诊断标准，但需专业医生掌握。其主要诊断依据是相关临床表现、实验室检查、影像学检查和病理检查。因为专业性需求较强，建议到风湿免疫科就诊。

Q: ANCA 相关性血管炎会遗传吗?

ANCA 相关性血管炎有遗传倾向，但不是单基因变异所致疾病，多个基因变异可影响疾病发生风险，每个均有潜在轻微作用。国外研究显示，患者一级亲属患病的相对风险高于常人 40 倍。

Q: 得了 ANCA 相关性血管炎该做哪些检查?

ANCA 是 ANCA 相关性血管炎诊断和分型的特异性血清标志物。间接免疫荧光法是常用的初筛试验，高质量免疫分析是更为常用的方法。还有许多相关的实验室检查和影像学检查都对不同的疾病状态、治疗及判断预后有帮助，需要在风湿免疫科医生指导下完成。

Q: ANCA 相关性血管炎能治愈吗?

目前，ANCA 相关性血管炎的生存率大大提高，预后不良因素包括高龄、肾功能不全、合并肺泡出血。对绝大多数患者均可完全缓解。如维持治疗得当，患者生活质量可以得到保证。

Q: ANCA 相关性血管炎如何治疗?

ANCA 相关性血管炎诊断确立后，需评估病情严重性、疾病活动性，采取分层治疗策略。治疗过程分为诱导缓解期、维持期和缓解后复发治疗。①诱导缓解期主要治疗药物是糖皮质激素和免疫调节药物，后者包括环磷酰胺、硫唑嘌呤、甲氨蝶呤、霉酚酸酯 / 霉酚酸、他克莫司、来氟米特等，对于治疗失败或对糖皮质激素依赖或糖皮质激素不耐受的患者，可以选择生物制剂或血浆置换治疗，在治疗中需要进行生命体征监测。②维持期和缓解后复发的患者可以根据病情选择利妥昔单抗或免疫抑制剂，如硫唑嘌呤、甲氨蝶呤、环磷酰胺、吗替麦考酚酯等。

　　未经治疗的 ANCA 相关性血管炎病死率高，早期诊断和及时治疗可明显改善预后。

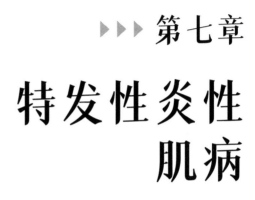

▶▶▶ 第七章

特发性炎性
肌病

Q: 什么是特发性炎性肌病?

特发性炎性肌病（IIM）是一组主要累及皮肤和骨骼肌的自身免疫性疾病，往往表现为皮疹、对称性四肢近端肌痛、肌无力，同时可伴有间质性肺炎、心肌损害等。

Q: 特发性炎性肌病有哪些临床表现?

特发性炎性肌病最突出的特点是特征性皮疹及隐匿或亚急性发生的肌无力和肌肉耐力下降。四肢对称近端肌无力是其典型特征，特别是颈部、肩部、骨盆和大腿肌肉，表现为蹲起、梳头、上楼困难。咽部肌肉收缩力受损可导致吞咽困难、营养障碍或吸入性肺炎。偶有胸廓肌肉或膈肌受累出现呼吸困难。其他部位横纹肌受累，如食管下段受累可出现胃食管反流，肛门括约肌受累可出现大便失禁。

Q: 特发性炎性肌病如何诊断?

不同亚型的特发性炎性肌病诊断标准不同，总体来说特发性炎性肌病的诊断都依赖于临床表现（特征性皮疹、对称性四肢近端肌痛、肌无力）、肌炎特异性自身抗体、皮肤或者肌肉的病理表现。

Q: 特发性炎性肌病能治好吗?

特发性炎性肌病在经过规范有效的治疗后可以达到病情完全缓解，即急性的皮疹消退、肌力、肌酶恢复正常等。

Q: 特发性炎性肌病怎么引起的?

目前特发性炎性肌病的病因尚不完全清楚,一般认为遗传和环境因素与疾病发生有关。通常与本病发病有关的因素包括感染因素和非感染因素。感染因素包括病毒、细菌、寄生虫等。非感染性因素包括吸烟、紫外线照射、药物等。

Q: 特发性炎性肌病会遗传吗?

特发性炎性肌病不是单基因遗传的疾病,但有遗传风险因素,比如,*HLA-DRB1*0301* 和 *HLA-DQA1*0501* 两种单倍型是最强的遗传危险因素,抗合成酶综合征的发生可能与 *HLA-B*08:01* 和 *HLA-DRB1 03:01* 多态性有关。

Q: 得了特发性炎性肌病该做哪些检查?

特发性炎性肌病可以通过检查帮助诊断及评估病情,如血常规可有轻度贫血、白细胞正常或减少。重症患者常伴有外周白细胞下降,尤其是淋巴细胞的减少,血沉和 C 反应蛋白可以正常或升高;血清免疫球蛋白、免疫复合物及 γ 球蛋白正常或增高;补体 C3、C4 正常或减少。此外,还可以出现肌炎特异性抗体的异常,肌电图、肌肉磁共振成像、肌肉或皮肤活检提示异常表现等。

Q: 特发性炎性肌病能治愈吗?

特发性炎性肌病尚不能治愈,部分患者经过规范有效的治疗后可以达到病情完全缓解。合并快速进展弥漫性实质性肺疾病、炎性指标升高、合并恶性肿瘤均为特发性炎性肌病患者预后不良的因素，早期积极治疗可明显改善预后。

Q: 特发性炎性肌病包括哪几种？

特发性炎性肌病异质性强，可分为皮肌炎、抗合成酶综合征、免疫介导坏死性肌病、多发性肌炎、散发型包涵体肌炎等不同的亚型。

Q: 特发性炎性肌病如何治疗？

特发性炎性肌病的治疗方案应遵循个体化的原则。总体上包括药物治疗和物理治疗两方面。药物治疗包括糖皮质激素、免疫抑制剂、生物制剂、静脉丙种球蛋白、血浆置换等；物理治疗主要指个体化锻炼方案。

▶▶▶ 第八章

痛风

Q: 什么是高尿酸血症?

高尿酸血症是嘌呤代谢障碍所致的慢性代谢性疾病,在常规饮食下非同日检测 2 次空腹血尿酸水平高于正常值(男性 > 420 μmol/L,女性 > 360 μmol/L)。临床上高尿酸血症分为原发性和继发性。原发性高尿酸血症由先天性嘌呤代谢异常所致,常伴有肥胖、2 型糖尿病、高血压、冠心病等,临床称代谢综合征。继发性高尿酸血症多由某些系统性疾病(如慢性肾病、白血病)或药物(如利尿剂等)等引起。

Q: 什么是痛风?

痛风是嘌呤代谢紊乱所致血尿酸水平过高,使尿酸盐结晶沉积在关节内引起关节及关节周围炎症。其临床特征为血尿酸升高、反复发作性急性关节炎、痛风石及关节破坏畸形,并可引起肾结石、肾小管间质病变等。痛风分为原发性、继发性和特发性 3 大类。其中原发性痛风占大多数,与尿酸排泄障碍有关,有一定的家族易感性。继发性痛风主要由肾病、药物、化疗等引起。特发性痛风则原因不明。

Q: 痛风急性期该怎么办?

痛风急性期应注意卧床休息,避免过度活动,可以适当抬高患肢,减轻局部充血可缓解疼痛感;也可以冰敷,用厚毛巾包裹碎冰袋敷于患侧关节上以减轻关节疼痛。而热敷有可能加重关节肿胀及疼痛。

痛风急性期推荐尽早进行抗炎止疼治疗,用药包括秋水仙碱、非甾体抗炎药和糖皮质激素。一般认为痛风急性发作期不进行降尿酸治疗，尿酸波动有可能引起痛风急性发作。但已服用降尿酸药物者不需要停用，避免尿酸波动过大引起发作时间延长或再次发作。

Q: 痛风的病因有哪些？

痛风的病因和发病机制目前尚不十分清楚，目前较为肯定的是与高尿酸血症密切相关。但是，需要澄清的是，不是所有高尿酸血症患者最终均出现痛风，仅有少数患者可有痛风表现，而且血尿酸升高的水平与痛风表现没有绝对的关系。

原发性痛风大多与尿酸排泄减少有关（如肾小管分泌减少、重吸收增多等），约 10% 的患者与尿酸生成过多有关，遗传因素有重要影响，一些遗传缺陷引起嘌呤代谢相关酶的缺陷也可能导致原发性痛风。

血液病或恶性肿瘤放化疗后可使尿酸生成过多；慢性肾脏病变、药物（如呋塞米、阿司匹林、吡嗪酰胺等）可使尿酸排泄减少，这些可以引起继发性痛风。

Q: 得了痛风该如何治疗？

痛风的治疗目标是尽早控制急性关节炎发作及防止复发；预防并减少尿酸盐沉积、促进尿酸结晶吸收；防止慢性关节炎进展引起的关节破坏，防止尿酸性肾结石、肾功能损害。

适当的生活方式和饮食习惯是痛风长期治疗的基础。要适当运动，保持理想体重，保持饮水量（每日饮水应在 2000 mL 以上），避免高嘌呤、高果糖饮食，忌烟酒。

药物治疗方面，急性发作期应该尽早启动抗炎止疼治疗，发作间歇期及慢性痛风性关节炎则应采用降尿酸治疗。血尿酸目前浓度应低于 360 μmol/L，有痛风石的患者血尿酸浓度应控制在 300 μmol/L 以下，以减少及帮助清除组织内沉积的尿酸盐结晶。降尿酸药物应在急性发作缓解后从小剂量开始，逐渐加量，并根据血尿酸水平调整至最小有效剂量长期甚至终身维持治疗。降尿酸治疗初期，可同时应用小剂量秋水仙碱（0.5 ~ 1 mg/d）或小剂量非甾体抗炎药口服以预防降尿酸过程中血尿酸波动过大引起的急性痛风发作。

对于一些因痛风石或关节变形等严重影响工作生活的患者，可考虑剔除痛风石或进行关节矫形手术。

Q: 痛风患者不能吃什么？

痛风患者不能吃高嘌呤的食物。首先，在日常饮品中，应尽量避免饮酒，尤其是啤酒及白酒，减少富含果糖的饮料摄入。其次，减少嘌呤含量较高的食物摄入，主要包括肉类、浓肉汤、豆类、火锅、各种动物的内脏（如动物的心脏、肝脏、肠子、脑等）及海鲜（如贝类、沙丁鱼、金枪鱼、凤尾鱼等）。痛风患者摄入这些食物后会明显增加体内嘌呤的含量，对于痛风患者非常不利，严重者还有可能导致慢性痛风急性发作。

Q: 治疗痛风的药物有哪些？

痛风治疗的药物分为抗炎止痛药物和降尿酸药物。其中抗炎止痛药物主要有秋水仙碱、非甾体抗炎药和糖皮质激素，主要用于痛风急性发作期缓解症状。秋水仙碱是传统的治疗药物，小剂量秋水仙碱（1.5 mg/d）治疗有效且不良反应少，可持续应用至关节肿痛消退；大剂量秋水仙碱不良反应较多，目前不推荐使用。非甾体抗炎药（如双氯芬酸、依托考昔、吲哚美辛等）可有效缓解急性痛风关节炎症状，但伴有肾功能不全者慎用，活动性消化性溃疡者禁用。糖皮质激素可用于对非甾体抗炎药、秋水仙碱无效或禁忌及肾功能不全者，有很强的抗炎作用，可短期应用中等剂量糖皮质激素，也可进行关节腔注射。

降尿酸药物分为两大类，一类是抑制尿酸合成的药物，如别嘌醇和非布司他；另一类是促进尿酸排泄的药物，如苯溴马隆和丙磺舒。别嘌醇通过抑制黄嘌呤氧化酶使尿酸生成减少，从 50 ～ 100 mg/d 开始，最大剂量为 600 mg/d，不良反应有胃肠道症状、皮疹、转氨酶升高等，别嘌醇相关的严重超敏反应与 *HLA-B5801* 基因相关，亚裔人阳性率比白人高。非布司他是另一种选择性黄嘌呤氧化酶抑制剂，不完全依赖肾脏排泄，可用于轻中度肾功能不全者，从 20 ～ 40 mg/d 开始，最大剂量为 80 mg/d，不良反应主要有肝功能异常、腹泻、头痛等。苯溴马隆起始推荐剂量为 25 mg/d，逐渐增加，最大可为 100 mg/d，不良反应有消化道症状、皮疹、粒细胞减少、肾绞痛、肝损伤等，肾结石者不推荐应用。丙磺舒初始推荐剂量为 0.5 g/d，最大剂量为 2 g/d，不良反应有胃肠道症状、皮疹、肝酶升高、粒细胞减少等，磺胺过敏者禁用。

Q: 痛风能治好吗?

痛风是一种慢性病,并不能彻底治愈。虽然痛风急性发作期可以通过药物使急性期症状缓解,但如果引起高尿酸血症的原因不能完全去除,那么对于这些患者而言,需要长期甚至终身服药,以使尿酸达到治疗目标值,减少痛风发作及靶器官损伤。

Q: 痛风遗传吗?

痛风有一定的家族聚集性,但不是经典的遗传病,其发病主要还是与不良的生活方式及饮食习惯有关。先天性尿酸代谢酶缺乏引起的痛风具有一定的遗传性,患者从出生开始就出现血尿酸升高。但这并不意味着上一辈人患有痛风后,下一辈人一定会患痛风,可能还会受血缘亲疏、性别不同的影响。

Q: 痛风的早期症状是什么?

多数痛风患者骤然发生关节炎,常于夜间或清晨起病,有的患者在熟睡后突然痛醒,发作数小时内,受累关节即出现红、肿、热及极明显的压痛。疼痛可以非常剧烈,有"痛如割,快如风"的特点。大部分痛风患者首次发作为单关节受累,最常见部位是第一跖趾关节,其次是足背、踝关节、足跟、膝关节、腕关节、手指和肘关节等。部分患者有多关节受累。

未经治疗的急性痛风病程差异很大,发作可呈自限性。轻度发作可在数小时内缓解或仅持续 1 ~ 2 天,未达到典型发作的剧烈程度;重者可持续数天或数周。缓解后患者症状可完全消失。有些患者甚至还会出现发热等全身症状。

Q: 尿酸升高需要治疗吗?

尽管痛风发作及痛风性肾病与高尿酸血症相关,目前尚无直接证据表明血液中溶解的尿酸对人体有害,除非特别严重的或者急性血尿酸升高。无症状的高尿酸血症仍应以非药物治疗为主,一般不推荐常规加用降尿酸治疗。如果经严格的饮食及生活方式改变控制,血尿酸仍高于 540 μmol/L,或者血尿酸高于 480 μmol/L 并有高血压、糖尿病、冠心病等危险因素者,可考虑降尿酸治疗。

▶▶▶ 第九章

抗磷脂综合征

Q: 什么是抗磷脂综合征?

抗磷脂综合征（APS）是一种系统性自身免疫性疾病，以反复发生的血栓事件和 / 或病态妊娠，并且伴有持续抗磷脂抗体阳性为特征。

Q: 抗磷脂综合征有哪些类型?

抗磷脂综合征通常分为原发性抗磷脂综合征和继发性抗磷脂综合征，后者多继发于系统性红斑狼疮和干燥综合征等自身免疫性疾病。

本病根据临床特点又可分为 2 种类型：血栓性抗磷脂综合征和产科抗磷脂综合征。

Q: 抗磷脂综合征是什么原因引起的?

抗磷脂综合征的病因非常复杂，其发病机制仍不清楚。抗磷脂综合征中血栓形成机制与自身抗体有关。还有研究提示本病与感染及遗传基因相关。

Q: 抗磷脂综合征有什么症状?

血栓性抗磷脂综合征主要表现为静脉、动脉或微血管血栓形成，其中灾难性抗磷脂综合征患者表现为累及多器官的血栓形成，病情危重。

产科抗磷脂综合征可出现反复流产、胎儿宫内发育迟缓、先兆子痫及子痫。

除了这些典型的临床表现，还有很多并发的症状及体征，比如溶血性贫血、血小板减少、心脏赘生物、网状青斑、青斑样血管病变、血栓性微血管病变等。

Q: 得了抗磷脂综合征需要做哪些检查?

如果怀疑是抗磷脂综合征,首先应完善动静脉超声以明确血栓相关情况,以及是否存在病态妊娠。另外比较重要的就是检测抗磷脂抗体(aPLs)。aPLs 是一组以磷脂和 / 或磷脂结合蛋白为靶抗原的自身抗体的总称。其中,狼疮抗凝物(LA)、抗心磷脂抗体(aCL)、抗 β2- 糖蛋白 1 抗体(β2-GP1)被纳入抗磷脂综合征的分类标准。

此外,还有一些分类标准外的抗磷脂抗体,比如抗凝血酶原抗体、抗磷脂酰丝氨酸抗体、抗磷脂酰胆碱抗体、抗磷脂酰乙醇胺抗体、抗 β2- 糖蛋白结构域 1 抗体等可以协助诊断。

Q: 抗磷脂综合征的诊断标准是什么?

抗磷脂综合征(APS)的诊断主要依靠临床表现和实验室检查,还必须排除其他自身免疫性疾病、感染、肿瘤疾病引起的血栓。目前 APS 诊断主要是应用 2006 年悉尼国际 APS 会议修订的分类标准(表 9-1)。

表 9-1　2006 年悉尼国际 APS 会议修订的分类标准

诊断 APS 必须具备下列至少 1 项临床标准和 1 项实验室标准。
临床标准
1. 血管栓塞
任何器官或组织发生 1 次以上的动脉、静脉或小血管血栓,血栓必

续表

须被客观的影像学或组织学证实。组织学还必须证实血管壁附有血栓，但没有显著炎症反应。

2. 病态妊娠

①发生 1 次以上的在 10 周或 10 周以上不可解释的形态学正常的死胎，正常形态学的依据必须被超声或被直接检查所证实；或②在妊娠 34 周之前因严重的子痫或先兆子痫或严重的胎盘功能不全所致 1 次以上的形态学正常的新生儿早产；或③在妊娠 10 周以前发生 3 次以上的不可解释的自发性流产，必须排除母亲解剖、激素异常及双亲染色体异常。

实验室标准

1. 血浆中出现 LA，至少发现 2 次，每次间隔至少 12 周。

2. 用标准酶联免疫吸附试验（ELISA）在血清中检测到中~高滴度的 IgG/IgM 类 aCL 抗体（IgG 型 aCL > 40 GPL；IgM 型 aCL > 40MPL；或滴度 > 99 的百分位数），至少 2 次，间隔至少 12 周。

3. 用标准 ELISA 在血清中测到 IgG/IgM 型抗 β2-CP1 抗体，至少 2 次，间隔至少 12 周（滴度 > 99 的百分位数）。

Q: 得了抗磷脂综合征怎么治疗？

抗磷脂综合征一般以治疗原发病为主，其治疗目的主要包括减少血栓事件的发生及避免妊娠失败。主要治疗方法包括抗凝治疗、糖皮质激素治疗、免疫抑制剂治疗及对症支持治疗。应根据患者的不同临床表现、疾病的严重程度及对治疗药物的反应制订个性化诊疗方案。

Q: 抗磷脂综合征患者可以正常怀孕吗？

抗磷脂综合征的患者经过正规的治疗是有机会正常怀孕并且成功分娩的。

Q: 抗磷脂综合征会遗传吗?

抗磷脂综合征没有明显的遗传倾向,但有研究提示该病有基因易感性,*HLA-DR7* 及 *HLA-DR4* 在抗磷脂抗体综合征患者中出现的频率增高。

Q: 怀孕不顺利是因为得了抗磷脂综合征吗?

怀孕不顺利受很多因素的影响,首先还是应考虑胎儿染色体异常、易栓症等问题。抗磷脂综合征只是易栓症的一部分,所以怀孕不顺利并不意味着得了抗磷脂综合征。

Q: 抗磷脂抗体阳性的患者还能正常怀孕吗?

抗磷脂抗体阳性的患者是可以正常备孕或者怀孕的,如果后期出现相关病态妊娠的情况,经过产科和风湿免疫科的正规治疗也是完全有机会正常怀孕的。妊娠前充分准备,长期规范抗凝治疗,做好预防和病情监测,可以有效改善妊娠结局。

▶▶▶ 第十章

骨关节炎

Q: 什么是骨关节炎?

骨关节炎是中老年人最常见的一种慢性关节疾病，过去曾被称为骨质增生、退行性骨关节病，许多人认为它是关节磨损的结果，是由不可避免的关节老化造成的，但它并不等同于正常关节老化，而是一种疾病状态。骨关节炎病情发展缓慢，部分人可能持续进展，严重时可致残。目前认为骨关节炎是一种全关节疾病，病情进展不仅仅累及关节软骨，而且累及整个关节，包括软骨下骨的增生、囊性变、滑膜的慢性炎症等，最终导致关节软骨全层丧失。

Q: 骨关节炎的主要症状是什么?

骨关节炎最主要有 3 个表现：关节疼痛、僵硬感、关节活动度减小。

关节疼痛最早出现，其特点是间断性的，负重活动时或活动之后发生，休息后减轻或消失。关节痛常伴随关节僵硬，早期较轻微，仅在晨起或久坐后感觉关节不灵活，活动后可减轻，晨僵时间一般不超过 30 分钟。病情加重后，会出现关节活动度减小，比如蹲起困难、握不紧拳头等，导致关节功能下降。

膝骨关节炎开始时仅在上下楼梯或登山时关节痛；随着疾病进展，平地走路也会痛，甚至休息时也不缓解；有时会发出摩擦音或伴交锁卡住的感觉；有时在较剧烈运动后会出现急性关节肿胀、积液；把手放在膝关节上，活动关节时能感觉到有摩擦感。

Q: 骨关节炎的病因有哪些?

骨关节炎的发生与多种因素相关。①年龄是骨关节炎发病相关性最强的因素，45 岁以后发病率明显上升，女性较男性更常见，65 岁以上女性的患病率高达 50% 以上。②肥胖是另一个非常重要的危险因素。体重指数越高，膝骨关节炎风险就越高。肥胖不仅会增加负重关节的压力，还能引起姿势、步态及体力活动的改变，同时肥胖会加重膝关节的症状和骨赘形成。③重体力劳动者、有关节创伤史者、从事过度使用某些关节的职业的人（如运动员等）也是骨关节炎发生的危险因素。

Q: 骨关节炎的治疗方法有哪些？

骨关节炎需进行非药物治疗和药物治疗相结合的综合性治疗。非药物治疗是整个治疗中的基础，包括以下几点。

（1）生活中注意保护关节：尽量避免久坐久站，适时做关节的舒展运动；尽量避免频繁登高运动，如上下楼梯、爬山；尽量避免跑跳等高强度运动；尽量避免提重物走路；尽量避免长时间蹲下及跪下来工作；尽量避免穿高跟鞋，最好穿厚底减震鞋，慎防跌倒扭伤；必要时可以使用手杖、助行器帮助减轻关节负担。

（2）减轻体重：肥胖与骨关节炎关系最为密切。可通过饮食管理及适度运动尽量使体重恢复到理想体重。理想体重 =（身高 –105）（kg）。在饮食结构上，应少摄入脂肪和胆固醇，少饮含糖饮料，多吃富含淀粉、纤维素和维生素的食物。

（3）活动与锻炼：关节需要活动来维持健康。不活动会导致关节僵硬、肌肉萎缩。恰当适度的锻炼不仅能控制体重，还能明显减轻关节疼痛、僵硬，增加关节活动度。

（4）物理治疗：包括热疗、微波治疗、水疗等。

治疗骨关节炎的药物主要是缓解疼痛的药物。轻度疼痛可选用外用药物或口服对乙酰氨基酚；中、重度疼痛者可口服非甾体抗炎药；疼痛严重者可服用中枢镇痛剂，如盐酸曲马多，但这类药物不良反应大，不建议长期口服。对于老年人、合并其他慢性疾病者，建议优先局部选用非甾体抗炎药等。对于有关节积液炎症明显者，关节局部可注射糖皮质激素。关节腔内还可注射黏弹剂，如透明质酸，以缓解疼痛。其他如氨基葡萄糖、硫酸软骨素等，这类药物安全性好，适合长期使用。

Q: 骨关节炎的治疗用什么药效果最好？

目前，骨关节炎的治疗主要是缓解关节疼痛，最常用的药物是非甾体抗炎药物，口服效果最好，但选用时要注意个体化，结合有无既往病史、有无合并其他疾病来合理选择。服用过程中要警惕胃肠道的不良反应，如上腹疼痛，消化道的溃疡、出血，甚至穿孔等风险。

Q: 什么是侵蚀性骨关节炎？

侵蚀性骨关节炎指手远端指间关节和近端指间关节出现中心性骨侵蚀和骨赘的一种关节炎，初期研究认为侵蚀性骨关节炎是一种罕见的炎症状态疾病，随着研究的深入，发现其并不罕见。侵蚀性骨关节炎最常累及远端及近端指间关节，起病较急，会出现多个手指间关节肿痛等较明显的滑膜炎症过程，并逐渐伴发关节的骨性膨大结节，除了有骨关节炎的典型影像学表现，如关节间隙狭窄、骨赘形成、软骨下囊肿和软骨下硬化外，软骨下骨会出现中心性骨侵蚀及皮质塌陷，常常会被误诊为其他的炎性关节炎，导致误治。

Q: 骨关节炎和类风湿关节炎有什么区别?

骨关节炎主要是关节的退行性病变，以关节软骨逐渐退变、糜烂及丢失为主要变化，并伴有关节面的硬化及骨赘形成，主要累及负重的大关节，常见于膝关节。

类风湿关节炎是一种免疫紊乱性疾病，会产生自身抗体，如类风湿因子和抗 CCP 抗体，主要以对称性的手、足、腕小关节肿痛为表现，也会出现膝、踝、肘、肩等多个关节疼痛肿胀。

Q: 骨关节炎可以治愈吗?

骨关节炎不能治愈，该病是一种慢性退行性骨关节疾病，发病与年龄密切相关，年龄大于 50 岁，发病率明显上升。

Q: 骨关节炎遗传吗?

骨关节炎不是遗传病，虽然骨关节炎发病有一定的遗传因素，但后天多种因素也参与了骨关节炎的发病，如体重超重、关节损伤等。因此，骨关节炎患者的后代不一定患骨关节炎。

Q: 骨关节炎患者该如何锻炼?

骨关节炎患者在有明显红肿、积液的急性期不主张锻炼，应给予受累关节充分的休息，但不宜卧床休息。当关节的急性症状消失后应适当锻炼。锻炼方法可因人而易，主要应进行关节的非负荷运动及增强肌力和耐力的锻炼。锻炼应循序渐进地进行，适可而止，如锻炼后症状加重应调整运动强度。

（1）增加关节运动范围、伸展度的锻炼。可以每天进行仰头低头、转动脖子，弯腰后仰，不负重屈腿、伸腿等各个关节的伸展锻炼，在站、坐、卧位均可进行；不做下蹲起立等有害运动。

（2）增加肌肉、肌腱、韧带力量的锻炼。这类运动可以每天或隔天进行。膝骨关节炎可以进行股四头肌锻炼，坐在椅子上，抬小腿和地面成30°角，保持10秒，然后放下腿放松；双腿可交替反复进行。腰椎骨关节炎，应避免久站久坐，并进行颈肌、腰部肌肉锻炼。

（3）增加耐力的锻炼，各种有氧运动。这类运动可以每周进行2～3次，每次20～30分钟，对于髋、膝骨关节炎，应选择非负重运动方式，最好是游泳、骑车，酌情选择散步、慢跑；注意避免负重、登高、远行、蹲起、跳跃等活动。

▶▶▶ 第十一章

大动脉炎

Q: 什么是大动脉炎?

大动脉主要是指主动脉、主动脉弓及其分支、升主动脉、腹主动脉、锁骨下动脉、肾动脉、肺动脉等。当这部分动脉产生慢性进行性非特异性炎症，可累及全层动脉，造成受累血管的狭窄或者闭塞，影响供血脏器，称作大动脉炎。由于 1908 年日本眼科教授 Takayasu 报道了一例 21 岁女性患者眼底大动脉炎受累，为纪念该教授以他名字命名为高安病（Takayasu arteritis）。

Q: "东方美女病"是什么病?

大动脉炎多见于中青年女性，发病高峰年龄在 15 ~ 30 岁，起病年龄多在 40 岁以下，一般不超过 50 岁，其中亚洲患病率最高，故而其有"东方美女病"之称。

为什么用神秘来形容这个疾病呢？年纪轻轻的女孩得了"中风"；"天赋异禀"的女子没有脉搏；头发梳着梳着就毫无力气了。这些看起来不符合常理的事情，正是该疾病的症状，但往往不被认识。

Q: 为什么会得大动脉炎?

该疾病病因机制尚不清楚，多因素均可参与该疾病的发生发展。由于患病率有显著的地域差异，遗传易感性在病因中占重要地位，但该疾病不属于遗传疾病。同时，环境因素、感染因素均参与发病，其中结核杆菌感染与该疾病发病具有相关性。该疾病的发生主要是由于免疫功能发生紊乱，免疫细胞、细胞因子过度活化，攻击自身血管所致。

Q: 有哪些临床症状考虑为大动脉炎?

大动脉炎主要的临床表现为 2 个方面。一方面是炎症引起的全身症状，如发热、乏力、食欲减退、体重下降，有的患者会有如皮肤结节性红斑、关节肿痛等皮肤、关节症状；另一方面主要指由于局部动脉狭窄或闭塞造成的缺血表现。

由于受累血管不同，相应供血器官功能异常的临床表现各不相同。比如颈动脉、椎动脉受累，主要是脑和头面部缺血症状，包括头晕、头痛、视力下降，重者可有晕厥、偏瘫、失语，甚至出现死亡。比如上肢动脉受累，表现为无脉症、肢体麻木、无力，患侧收缩压下降，双臂收缩压相差大于 10 mmHg。如果出现肾动脉狭窄，可引起肾性高血压、肾衰竭。少数病变可累及冠状动脉，出现心绞痛或者心肌梗死。

Q: 如果考虑为大动脉炎，要做哪些检查?

当有临床症状时，非特异性炎症指标如血沉、C 反应蛋白会增高，患者可同时出现血小板升高、γ 球蛋白升高、正细胞正色素性贫血。该疾病无特征性自身抗体阳性。

CT 血管造影是有效检查大动脉炎的方法，可以确定受累血管部位和狭窄程度。磁共振成像能够更清晰地显示动脉瘤、血管壁厚度及发现腹壁血栓。彩色多普勒超声对颈动脉等外周血管狭窄具有较好敏感性及特异性，血管造影可以看到血管壁炎症情况。近些年 ^{18}F–FDG–PET–CT 逐渐应用于大动脉炎的诊断及病情评估，可早期识别血管壁炎症，评估全身血管情况，同时可筛查感染灶、肿瘤，但该检查目前花费较大。

Q: 大动脉炎患者的动脉发生了什么?

大动脉炎病理表现为全层动脉炎,动脉内膜、中层膜、外膜均可受累,表现为肉芽肿性改变,可见淋巴细胞、单核细胞等浸润。但活检阳性率低,且有创伤,临床应用相对少。

Q: 大动脉炎的诊断标准是什么?

根据美国风湿病学会分类标准,符合以下 3 项或以上,可诊断为大动脉炎。

(1)出现临床症状或者体征的患者年龄 ≤ 40 岁。

(2)肢体缺血表现,即活动时一个或者多个肢体,尤其是上肢,出现逐渐加重的无力和肌肉不适。

(3)一侧或者双侧肱动脉脉搏减弱。

(4)双上臂收缩压相差 > 10 mmHg。

(5)锁骨下动脉或者主动脉区可闻及血管杂音。

(6)血管造影发现异常,表现为主动脉及其分支、上下肢大血管的局部或节段性狭窄或闭塞。

要注意该疾病需与其他种类的血管炎、免疫系统疾病、感染、肿瘤相鉴别。

Q: 得了大动脉炎如何治疗?

大动脉炎会使受累血管从肉芽肿性炎症逐渐发展到纤维性增生,最终出现血管狭窄或闭塞。在疾病前期,加强抗炎治疗能够有效控制病情。

(1)糖皮质激素:该药物可有效控制炎症反应,是大动脉炎常用药物，根据病情活跃程度、患者体重等因素需调整剂量，并需要逐渐减量，通常维持应用 1～2 年以上。

（2）免疫抑制剂：对疾病进展、病情较重、减药困难的患者，需要加用免疫抑制剂，如环磷酰胺、甲氨蝶呤、硫唑嘌呤等。

（3）生物制剂：随着生物制剂问世并广泛应用于临床，TNF-α 单抗、托珠单抗等药物在大动脉炎治疗中取得较好疗效。

（4）其他：阿司匹林主要治疗和预防血管栓塞，是否应用需要评估病情及是否有血栓高危因素等。对症治疗包括扩张血管、改善循环、降低血压等。

若患者已出现血管闭塞，药物治疗效果欠佳，需考虑血管手术治疗，以改善缺血。另外，对于慢性期患者，可考虑手术治疗，如血管支架植入、血管重建术等，改善供血器官缺血，改善临床症状。

Q: 大动脉炎能治好吗?

少数大动脉炎患者病程为自限性，大多数患者会反复出现症状并且逐渐加重，所以需要规范治疗。经过治疗，仍有部分患者可能会病情反复，需要多次调整治疗方案，才能达到病情缓解。对于发病年龄大于 35 岁、合并重要的并发症（如视网膜病变、高血压、主动脉反流和血管瘤）、疾病不断进展的患者，该疾病会影响生活质量，整体患者生存率下降。充血性心力衰竭和肾功能不全是最常见的致死原因。

Q: 大动脉炎患者怀孕需要注意什么?

由于该疾病主要以中青年女性高发，妊娠是病程中必须面对的问题。

首先，该疾病为非遗传病，不影响生育后代。

其次，该疾病病情平稳，风湿免疫科、妇产科等专家团队需严格评估病情后，可正常备孕。评估病情包括以下几个方面：炎症是否完全控制；目前用药是否影响妊娠及孕期胎儿生长发育；是否有严重合并症，如主动脉瘤、主动脉狭窄、肾功能不全等，需要进行产前评估；母体能否耐受妊娠后身体变化等。

再次，孕期及分娩均需要有经验的风湿免疫科、妇产科专家团队指导，谨慎评估。

Q: 患大动脉炎该如何就医诊治?

根据患者临床症状及客观检查，明确该疾病诊断。对于疾病进行细致评估，根据病情制订治疗方案。实施治疗后，每 1 ~ 3 个月需复诊，一方面评估治疗效果；另一方面评估有无治疗相关不良反应，及时调整治疗方案。

定期评估影像学检查，了解疾病过程中是否出现新的血管损害。如病情平稳，药物可逐渐减量。建议患者相对固定就诊医院、专家团队，保证诊疗连贯性，规律随诊，医患共同制订诊疗计划，以期病情长期得到缓解。

▶▶▶ 第十二章

白塞病

Q: 什么是白塞病?

白塞病（behcet's disease，BD），又称为贝赫切特综合征，是一种病因未明的慢性复发性血管炎性疾病，以口腔溃疡、生殖器溃疡、眼炎和皮肤病变为主要特征，被称为典型的白塞病三联征，并可累及全身任何大小和任何类型的血管。

Q: 得白塞病的人多吗?

白塞病在我国、土耳其及东地中海地区广泛分布，称为"丝绸之路病"。北京大学人民医院风湿免疫科既往研究证实该病在我国的患病率为 0.01%，这样算下来，中国约有数十万白塞病患者，数目众多。男性和女性发病率基本相当，好发于 16 ～ 40 岁人群，而男性出现脏器损害更常见。

Q: 白塞病，因何得名?

白塞病这个名字听起来很奇怪，为什么叫这个名字? 以前从没听说过这个疾病，它是现代才有的疾病吗?

早在公元前 4 世纪，"医学之父"希波克拉底就在其著作中记录了一种小亚细亚地方病，该病具有口腔和生殖器溃疡、慢性眼疾及皮肤疱疹等表现，其描述酷似白塞病。而在我国汉朝，"医圣"张仲景也在他的传世名著《伤寒杂病论》中描述了一种名为"狐惑"的疾病，该病特点"状如伤寒，默默欲眠，目不得闭，卧起不安，蚀于喉为惑，蚀于阴为狐"。这是我国最早关于白塞病的记录。

而现代医学对于白塞病的报道，始于 1937 年，由土耳其眼科医生 Behcet 首先报道并总结了 3 例典型病例，因此该疾病以该医生名字而命名，其中文翻译就是贝赫切特综合征，简称白塞病。

Q: 白塞病会遗传吗?

白塞病从本质上来讲是具有一定遗传背景的个体自身免疫系统出现紊乱而引起的自身炎症性疾病，它主要侵犯体内大大小小的动脉、静脉或者毛细血管，根据受累血管的不同而临床表现各异。目前研究证实人类白细胞抗原（HLA）-B5 及其亚型 HLA-B51 与本病发生密切相关，所以白塞病的发病有一定的遗传易感性。此外，感染因素（如病毒感染、链球菌感染）、环境因素及免疫因素等也参与了白塞病的发病。

Q: 白塞病的症状有哪些?

白塞病临床表现多样，大多数患者以反复口腔溃疡为首发症状，通常每年发作 3 次以上，溃疡较深、较大，成片出现，口、唇、颊黏膜、咽喉都可以受累。也有部分患者首先出现外阴溃疡，男性主要表现为阴囊溃疡，而女性累及阴唇、阴道和子宫颈。

眼部是白塞病的主要致残器官，可出现眼炎甚至眼底出血等，眼炎反复发作可造成严重的视力障碍甚至失明。

白塞病的胃肠道表现为腹痛、腹泻、便秘、便血、溃疡穿孔引起的突发剧烈腹痛等。

神经系统损害是白塞病的严重并发症之一，其主要表现为头痛、头晕、意识障碍、精神异常、脑膜刺激征、癫痫、下肢乏力、麻木、感觉障碍等。

白塞病血管病变最常见表现是静脉血栓形成，动脉受累可形成动脉瘤，常见于主动脉、腹主动脉和胸主动脉，肾动脉狭窄可致肾性高血压，心脏血管受累可出现心悸、心绞痛、心律失常等。

白塞病鲜为人知，其他专科医生对此病也知之甚微，因此白塞病患者往往得不到早期准确、有效地诊疗，从而常导致病情迁延加剧，累及多脏器，给后期治疗带来困难。

Q: 得了白塞病需要做哪些检查?

常规检查包括血常规检查、自身抗体检查、红细胞沉降率、C反应蛋白、基因检测等，有助于判断病因及评估病情活动程度。

自身抗体检查可出现抗主动脉内皮细胞抗体阳性，少数患者可有抗核抗体谱、抗中性粒细胞胞浆抗体、抗磷脂抗体等阳性。

影像学检查包括胸部X线平片/胸部CT、头颅磁共振成像、胃肠镜、心脏B超、外周血管B超、血管磁共振成像、眼底镜检查等，从而评估白塞病的脏器损害情况。

针刺反应试验是用20号无菌针头在前臂屈面中部斜行刺入，24 ~ 48小时后局部出现直径 ≥ 2 mm的毛囊炎样小红点或脓疱疹样改变即为阳性。此试验与疾病活动度相关，在白塞病诊断中特异性较高。

Q: 白塞病的诊断标准是什么?

白塞病的诊断主要依靠病史、临床表现、检查结果，并排除其他疾病后，可做出诊断。目前普遍应用1990年国际贝赫切特综合征研究组制定的分类标准，主要包括以下几方面。

（1）临床表现

反复口腔溃疡：1年内反复发作至少3次。

反复外阴溃疡：外阴部有溃疡或瘢痕。

眼部病变：包括前葡萄膜炎、后葡萄膜炎、视网膜血管炎、裂隙灯显微镜下的玻璃体内有细胞出现。

皮肤病变：包括结节红斑、假性毛囊炎、丘疹性脓疱疹，未用过糖皮质激素而非青春期出现的痤疮样结节。

针刺试验：呈阳性结果。

（2）具体诊断标准

有反复口腔溃疡并符合其他4项临床表现中的2项以上者，可考虑为本病。

上述表现需除外其他疾病。

并非所有白塞病患者均能满足上述标准，临床诊断不能完全依靠以上标准，需要风湿免疫科医生结合患者病情判断。

Q: 得了白塞病怎么治疗？

白塞病的治疗药物包括溃疡处局部外用药物及全身用药。全身用药包括糖皮质激素、秋水仙碱、沙利度胺、阿普斯特、免疫抑制剂（如硫唑嘌呤、甲氨蝶呤、环孢素等）及生物制剂（如肿瘤坏死因子–α抑制剂、抗CD20单抗、IL-6抑制剂及低剂量白介素–2等）。如果出现严重血管受累（如动脉瘤、动脉夹层）及严重胃肠道受累（如胃肠道穿孔等）需要外科手术治疗。患者需要咨询风湿免疫科医生，根据不同的脏器受累情况，选择不同的药物，制订个体化的治疗方案。经过正规、长期的治疗，大部分白塞病患者的预后良好。

Q: 白塞病患者可以正常怀孕吗?

白塞病患者病情稳定是可以正常备孕的，在怀孕期间部分患者可能出现白塞病病情波动，需要及时就医调整治疗。另外需要注意的是，白塞病合并静脉血栓患者妊娠风险明显增加，需要更加谨慎和严格的评估。

Q: 白塞病能自愈吗?

白塞病是一个慢性复发性血管炎性疾病，本病目前尚无有效根治办法，缓解与复发交替可持续数周或数年，但大部分患者预后良好。

Q: 白塞病患者平时应如何进行康复锻炼?

患者要以积极乐观的心态面对疾病，树立战胜疾病的信心。在急性活动期应卧床休息，注意定时翻身，避免拖、拉、推等动作。日常生活中注意个人卫生，勤洗澡，勤换衣裤，保持皮肤和会阴部清洁。定时清除眼部分泌物，每天至少 2 次，预防感染。饮食宜清淡，忌食辛辣刺激性食物，少量多餐。注意自身病情变化，一旦症状加重或反复应及时前往医院诊治。

Q: 白塞病的常规诊疗流程

有反复口腔溃疡、外阴溃疡、眼炎、皮肤红斑及血管病变等症状均需要及时去风湿免疫科就诊。若出现眼、口、生殖器黏膜病变，可以到眼科、口腔科、妇产科就诊。

就诊时医生可能会问以下问题，患者可提前准备。

是否经常发生口腔溃疡？

生殖器溃疡发生在什么部位？持续多久了？

是否出现皮疹？

视力是否有下降？是否出现过眼睛发红、发痒、异物感等？

是否出现关节疼痛？

是否出现腹痛、腹泻、便血？

是否有其他全身性疾病病史？

家里有没有人患过类似的疾病？

是否做过相关检查？检查结果怎么样？

是否做过相关治疗？怎么治疗的？效果怎么样？

是否有药物过敏史？

一般初次就诊，医生会根据询问的病情和查体的情况，开具相关检查。患者完善相关检查后复诊，医生根据结果判读是否存在白塞病及白塞病的严重程度，再决定治疗方案。给予治疗方案后，建议患者每 1 ~ 3 个月门诊随诊评估病情，调整治疗方案。

Q: 反复口腔溃疡是病吗？

除了白塞病，还有一些疾病也爱"伪装"成普通的复发性口腔溃疡。如果有类似情况，建议患者去医院检查。最常见的原因就是创伤性溃疡，多由机械性、化学性或物理性刺激（如咬伤、烫伤等）造成的口腔黏膜损伤。创伤性溃疡的原因往往比较好找，比如假牙不合适、蛀牙填充不良，牙齿有尖锐边缘而导致口腔黏膜受损、引发溃疡。一旦出现溃疡明显增大、伴有面部淋巴结肿大等症状，一定要及时就医，时间拖得越久，对健康的危害性越大。

此外，口腔癌也可引起溃疡。口腔癌好发于 55 岁以上老人，病因不明，但生活中一些因素会增加发病风险，包括吸烟、饮酒、嚼槟榔、不注意防晒、蔬菜水果吃太少等。有些创伤性溃疡长期不愈也可能会演变成口腔癌。如果出现口腔溃疡面积变大，长期（超过 3 周）难以愈合等症状，建议及时去口腔科就诊。